文成天縦

『十三五』國家重點圖書出版規劃項目

國家圖書館藏中醫稿抄本精粹

GUOJIA TUSHUGUAN CANG ZHONGYI GAO-CHAOBEN JINGCUI

張志斌　鄭金生　主編

24

廣西師范大學出版社
GUANGXI NORMAL UNIVERSITY PRESS
·桂林·

第二十四册目録

（一）『目録』，原有總目，僅録卷名，各卷前再出分目録。今參總目與正文重新編目。若正文無總目或各卷分目録已有之標題，加方括號以爲標記。若分目録與正文用字不同，以正文爲準。

（二）『指掌』，原總目作『論治』。

〔一〕此條原置于『十一』條之後。
〔二〕目録有『十五發熱』，正文相應位置未見，見於第四册卷末『增補』條下『十五凡產後身熱』。本卷目録顯示其下還有第十七至第五十條，亦見於第四册。
〔三〕此後到本卷末，原錯簡至第四册葉左之後，現據實際內容前移。

〔一〕原作『四十捌』，抄者改『捌』爲『九』，此後『四十九』條被改作『五十』條。所脱『四十八』條見此後的『增補』條下。

〔二〕書前總目録在此後還記載『八卷雜病經驗方增訂待輯』，故該抄本無實際無卷八。』［『增訂』二字據總目録補，正文無。此後正文亦無本卷目録，故據正文補。

延年却病書　續録（二）

分病藥性小引卷八

神農本艸三百六十種自陶弘景後增至一千八百九十二種徒多無益也瀕古老人珍珠囊心論百品丹溪僅以七十二味隨身原不必多惟在用之當耳今按恒用藥味一百二十二種分別臟腑雖校温涼凡我不專心於醫每用一味取而按閱庶免妄投之誤爰次爲第八

康熙二十四年歲在乙丑澹菴主人識

藥分五味說

辛能散結潤燥酸能收緩斂散甘能緩急調中苦能燥濕堅耎鹹能耎堅淡能利竅

嘉謨曰藥用水製三泡漬洗也火製四煅炮炙炒也水火共製二蒸煮也酒製升提薑製發散入鹽走腎而軟堅用醋注肝而住痛童便除劣性而降下米泔去燥性而和中乳潤枯生血蜜甘緩益元陳壁土竊真氣驟補中焦麥麩皮抑酷性勿傷上膈烏豆湯甘草湯漬曝解毒致令平和羊酥油猪脂油塗燒滲骨容易脆斷去穰者免脹抽心者除煩

七味發汗

汗津藥 發汗 止汗

羌活 苦辛甲 紫者爲羌活 黃者爲獨活

療諸賊風百節痛風無問新久散風勝濕要藥

白芷 辛温 當歸爲使惡旋覆花制雄黃硫黃

療風通用能通九竅表汗及陽明頭痛

附方

都梁丸治風頭痛香白芷一味洗晒爲末煉蜜丸彈子大每嚼一丸以茶清或荊芥湯化下連進三服愈凡頭風眩運女人胎前產後傷風頭痛血風頭痛皆效

薄荷 辛平

發汗清頭目發散風寒要藥

紫蘇 辛温 忌鯉魚

解肌發表散風寒要藥

葛根 甘辛平 以片寛三指色白多麪者為良條細色黄白少脂者不入薬

止渇解酒散風寒發瘡疹専治陽明経頭痛額顱痛如破者

麻黄 苦温 去節用 水煮十餘沸去上浮沫〻令人煩厚朴白微為使悪辛夷石韋

發汗去皮毛氣分寒邪以泄表實邪熱但過用則汗多亡陽

桂枝 辛温 最薄者為桂枝又曰枝上皮

去傷風頭痛開腠理解表發汗又能横行手臂治痛風

下三味止汗

浮麦 甘鹹寒 即水淘浮起者焙用

止自汗盗汗骨蒸虚熱婦人労熱

附方 虚汗盗汗用浮小麦炒為末毎服二銭半米飲下日三

服或煎湯代茶飲

麻黄根 甘平

根節止汗效如影響

附方　諸虛自汗用黃芪麻黃根各一兩牡蠣米泔浸洗煅過

為散每服五錢水二盞小麥百粒煎服

牡蠣　鹹平微寒　煅赤研粉用　貝母為使得甘草牛膝遠志蛇床子良惡麻黃辛夷吳茱萸

止盜汗及男子虛勞補腎固精

五味補精

精　補精　固精　煖腎　瀉相火　興陽

熟地黃 甘微苦微温 九蒸九晒用 得麦冬良惡貝母畏蕪荑忌葱蒜萊菔銅鉄

補血氣滋腎水男子補精補血要藥但痰飲多者服之恐泥膈以姜汁炒用

牛膝 苦酸平 酒浸或蒸焙用 白亮長無岐者佳紫短細者下黑乾枯者土牛夕也不用惡螢火龜甲畏白前忌牛肉下行生用

益精補腎治陰痿及腰膝軟怯冷弱莖中痛凡男子陰消老人失溺悉宜用之　精滑者不用

杜仲 辛平 炒去糸用 惡玄參蛇蛻皮

益精氣堅筋骨凡腎虛腳軟腰膝痛小便餘瀝者用之

枸杞子 苦寒

補腎潤肺生精益氣平補之藥　興陽道相火盛者不用

附方 枸杞酒補虛去勞熱長肌肉悦顔色專治肝虛迎風下

浸用枸杞子五升搗破絹袋盛浸好酒二斗中密封二
七日服之任性勿醉

鎖陽甘温
補陰益精血利大便虛人大便燥結者宜之不燥結者勿用

三味固精
山茱萸酸平　核滑精去核用　蓼実為使悪桔梗防風防己
強陰益精止小便利秘精氣凡老人尿不節者宜之

白龍骨甘平　忌魚鉄器得人参牛黄良畏石膏　水飛晒乾黑豆蒸用否則着人腸胃晚年作熱
益腎鎮驚主多寐洩精小便洩精　牡蠣功同　滑甚者用之不宜多服久服

[illegible]味煖腎
鹿茸甘温　麻勃為使膠畏大黄　酥炙用燎去毛　酒炙亦可
補男子腰腎虛冷脚膝無力男子遺精女子崩帶　火衰不固者宜之相火盛忌
附方　斑龍丸治腎經虛冷遺精等証　鹿茸酥炙　鹿角膠炒成珠
鹿角霜　陽起石煅紅酒淬　肉從容酒浸　酸棗仁　栢子仁

黄芪 蜜炙各一両 當帰 黒附子 炮 地黄 九蒸九晒各八銭 朱砂 半銭
各為末 酒糊丸梧子大每空心下五十丸 又治頭眩運
甚則屋轉眼黒視一為二亦効

破故紙 本名補骨紙 忌芸薹羊血 辛大温 以塩同炒晒乾用
煖丹田治腎洩凡腎冷精流腰痛膝冷男子陽痿女人血氣
墮胎等証

胡盧巴 苦大温 洵净以酒浸一宿蒸或炒用色紫直
右腎命門藥凡元陽不足冷氣潜伏不能帰元及寒疝氣痛
用之

兎糸子 辛甘平 山薬松脂為使悪雚菌得酒良 洵静以酒浸三五日蒸作餅晒乾用
治男女虚冷添精益髄去腰痛膝冷茎中寒精自出溺有餘
瀝補肝明目

川椒 辛温　去目、炒去汗用　杏仁為使畏款冬防風附子雄黄

温脾胃補右腎命門氣其性下行能使火熱下達不致上薰凡脾胃及命門虚寒有濕鬱者宜之若肺胃素熱者忌之又嘔吐藥不納者必蚘在膈間加川椒十餘粒蚘則頭伏也

小茴香 辛平

補命門不足治膀胱腎間冷氣

二味瀉火滋陰

黄蘗 苦寒　生用降實火熟用不傷胃酒制則治上塩制則治下蜜制則治中

瀉膀胱相火補腎水不足得知母滋陰降火得蒼朮除湿清熱為治痿要藥得細辛瀉膀胱火密灸研末治口瘡如神

久服絶腎相火熾甚者宜暫用之

附方　小便不通熱在下焦而腹満堅硬嘔噦不食者黄柏知母各一両酒洗焙碾入桂一錢為引熟水丸芡子大每服二百丸沸湯下

惡乾漆伏硫黄

實火の用胃虚忌之芳慎之

三味興陽

知母 苦寒 上行用酒浸炒 下行用塩水浸炒 忌鉄
瀉無根之腎火療有汗之骨蒸止虚労之熱滋化源之陰知
母乃腎経氣分薬黄栢乃腎経血分薬

栢子仁 甘平 取子蒸熟曝烈春簸取仁炒研入薬用 畏菊花羊蹄艸
養心氣潤腎燥興陽道治腰腎中冷膀胱冷

附方
奇効方用栢子仁二斤為末酒浸為膏棗肉三斤白蜜
白朮末地黄末各一斤搗匀丸彈子大每嚼一丸一日
三丸百日百病愈久服延年壮神

又方
腸氣下血用栢子十四个槌砕好酒三盞煎八分服立
止

肉蓯蓉 甘微温無毒 酒浸一宿刷去砂石劈破中心去白膜一重以甑蒸之取出又用酥炙研用
男子絶陽不興女子絶陰不産煖腰膝壮陽凢命門相火不

足者以此補之乃腎經血分藥也峻補精血但驟用反動大便滑

淫羊藿 辛寒 薯蕷紫芝爲使得酒良 用羊脂拌炒待脂盡爲度 一名仙灵脾

補腰膝強心志治陰痿絶陽莖中痛及一切勞氣冷風真陽不足者宜之

附方 仙靈脾酒益丈夫興陽理腰膝冷用淫羊藿一斤酒一斗浸三日逐時飲之

二味行氣

氣分藥　益氣　升氣　降氣　行氣　破氣
　煖氣　逆冷氣

香附子　甘微寒　生則上行胞膈外達皮膚熟則下走肝腎外徹腰足炒黑則止血得童便浸炒則入血分而補虛鹽水浸炒則入血分而潤燥青鹽炒則補腎氣酒浸炒則行經絡醋浸炒則消積聚薑汁炒則化痰飲隨病修治又能因制藥而奏功　忌鉄器

足厥陰肝手少陰三焦氣分主藥而兼通十二經氣分乃氣病之總司女科之主帥也

萊菔子　即蘿蔔子　辛甘平

長於利氣生能升炒能降升則吐風痰散風氣發瘡疹降則下氣定痰喘咳嗽調下痢後重止內痛皆利氣之功

四味益氣

黃芪　甘微温　蜜炙用長二三尺如箭幹者良多岐者劣茯苓為使惡龜甲白蘚皮

治五臟諸虛益肺氣固表止汗排膿止痛內托陰疽為瘡家聖藥生用又去肌熱

人参　甘微温　去蘆用　忌鉄器馬藺茯苓為使惡溲疏鹵鹹反藜蘆畏五灵脂惡皂莢黒豆動紫石英

補諸虚百損益肺氣肺氣旺則各臟之氣皆旺精自生而形自盛故補氣須用人参補血亦宜加之　白飛霞云人参錬膏服回元氣於無何有之鄉凡病後氣虚微弱者宜大加之惟氣虚有火者用之反助火宜天麦門冬五味及黄柏以佐之

附方　生脉散人参麦冬五味子三味乃益氣清金聖藥孫真人云三伏用三劑則百病不生夏月熱傷元氣大汗大泄者皆宜用之

又方　四順湯治霍亂人参炙甘草乾姜附子炮各五錢水煎服庚申秋余患此幾斃柏台酌用而愈

又方　脾胃虚寒嘔吐人参丁香藿香各二錢半橘皮五錢生姜水煎服有痰加竹瀝姜汁

又方 消渴引飲人參苦蔞根等分生研為末煉蜜丸梧子大
每服百丸日二服以愈為度

益智仁 辛熱
益脾胃理元氣補腎虛滑瀝遺精縮小便不宜多服惟三焦
命門氣弱者宜之
附方 縮泉丸小便頻數乃脬氣不足也用智仁鹽炒去鹽烏
藥等分為末酒煮山藥糊丸梧子大每服七十丸空心
鹽湯下

龍膽草 苦澁大寒 貫仲小豆为使惡地黃防葵 下行藥酒浸則能上行
益肝膽之氣而瀉肝經湿熱乃眼疾必用之藥又同防已除
下焦湿熱脚氣但大苦大寒久服恐傷胃

味外氣

柴胡 苦平 銀柴胡功同但力大 半夏為使惡蜀葵皂莢畏女菀藜蘆

治陽氣下陥又引胃氣上行為寒熱往来要藥 多用發表少用 去热

升麻 甘苦平微寒

發散陽明風寒升胃中清氣引甘温之氣上行又解痘毒為

瘡家要藥

二味降氣

陳皮 苦辛温

寛膈降氣消痰飲要藥留白則補脾胃去白則理肺氣

檳榔 苦辛温澀

下氣消食化痰丸胸中至高之氣使之下行能墜諸藥至於

下極故治痢後重如神

三味破氣

青皮 苦辛温 即橘之小者

破氣滞下食破積膈及膈氣痛肝膽二経氣分藥故治左脇肝

経積氣及疝痛

莪术 苦辛温 醋炒用

治一切氣開胃消食通月経消瘀血破氣中之血治積聚諸氣要藥又為肝経血分藥 凡破氣血藥性大峻須另作之病而用之

附方

一切冷氣痛發欲死此可除根莪术二両醋煮木香一両煨為末每服半錢淡醋下

京三稜 苦平 醋浸煮

破氣散結故能治老癖積聚肝経積血通月水破血中之氣但力峻不可久服 上二味皆能通經但只可血滯而不通者乃可若血枯之症斷不可用内經辨之甚詳

木香 辛温 研末不見火用

散滞氣要藥若散胸膈滞氣冷氣橘皮肉豆生姜為佐若散中下二焦氣滞檳榔佐之

烏藥 辛温

専治胸腹膀胱腎間冷氣冷散則氣順故曰順氣

桂心　辛大熱有小毒　即肉桂去内外皮者

補下焦不足治沉寒痼冷要藥下部腹痛非此不除

附方　九種心痛用桂心二錢半為末酒一盞半煎半盞飲立効

呉茱萸　辛温有小毒　水浸去苦烈汁焙用

蓼實為使惡丹参　石白堊畏紫石英

温中下氣止痛除湿心腹諸冷絞痛及胃冷瀉痢腹痛

六味補血 生血

血分藥 活血 補血 破血 涼血 止血

當歸 甘温 酒洗用 頭止血上行 身養血中守 尾破血下流 全活血不走 忌蔄茹溼麵畏菖蒲海藻牡蒙生薑

活血補血要藥但性走主滑腸脾胃弱溏泄者忌之

熟地黃 微温 同砂仁末拌酒九蒸九晒用

補血氣滋腎水痰飲多者恐泥膈用姜汁拌炒則不泥

龜板 甘平 酥炙用

補陰 益陰血不足兼補腎

附方 補陰丸 龜甲酒炙 熟地黃九蒸各六兩 黄栢鹽水炒 知母酒炒各四兩

為末以猪脊髓和丸梧子大每服百丸空心温酒下

又方 難産催生治三五日不下垂死及交骨不開者用龜殻

一个醋炙 婦人頭髮一握燒灰 川芎 當歸各二兩 每服七錢

水煎服如人行五里許再一服生死胎俱下

四味治血
行血

沙参 微寒 惡防己反藜蘆

性寒 補五藏之陰 又清肺火 益肺氣 治肺熱咳嗽

附方 肺熱咳嗽 用沙参半兩 水煎服

丹参 微寒 畏鹹水及藜蘆治去土酒洗

破宿血 生新血 心與包絡血分要藥 一物能兼四物之功

紫参 苦辛寒 畏辛夷

肝經血分要藥 補血益氣 止吐衄血及血痢

川芎 辛温 出江南者為撫芎 専治欝氣 似無辨 皮黄黒肉白不油者佳 白芷為使畏黄連伏雌黄得細辛治金瘡得牡蛎治頭風吐逆多服令人暴亡

治一切風 一切氣 一切勞損 一切血 破宿血 養新血 上行頭目 下行血海 故四物湯用之 能散肝經之風 治中風入腦及血虚頭痛之要藥

白芍藥 酸寒 酒炒用 雷丸為使惡石斛芒硝畏消石鼈甲小薊反藜蘆

瀉肝安脾胃止瀉痢固腠理和血脉收陰氣斂逆氣凡腹痛
及下痢腹痛多是氣血凝滞故必酒炒用乃下痢必用之藥
惟産後忌以其酸寒收斂無温散之功也

延胡索 辛温

活血利氣止痛利小水凡血中氣滞氣中血滞或腹痛或徧
体上下諸痛皆宜用之乃活血化氣第一品藥也

附方 一人病徧体皆痛周離亨言是氣血凝滞所致用玄
胡索 當歸 桂心為末温酒服三四錢隨量頻進而
愈

茜草根 苦寒又曰鹹平 炒用忌鉛鉄 畏鼠姑制雄黄

活血行血凡六極傷心肺吐血瀉血者宜用之通經之要藥

附方 通經方女子經水不通以一兩煎酒服之一日即通

又方　預解瘡疹時行瘡疹正發服此即可無患茜根煎汁以少酒飲之

味涼血

生地黃　忌鉄器　酒炒用則不傷胃

涼血生血補腎水真陰凡病人虚而多熱者宜加用之

牡丹皮　辛寒　酒炙用　畏貝母大黃兔絲子忌蒜胡荽伏砒

和血生血涼血治血中伏火除煩熱及神志不定無汗之骨蒸凡吐血衄血必用之藥若心虚腸胃積熱心火熾甚心氣不足者宜以此為君又仲景腎氣丸用此比後人專以黃檗治相火者更勝

地骨皮　苦寒　制硫黃丹砂

瀉腎火降肺中伏火去下焦肝腎虚熱涼血治有汗骨蒸

黃藥子　苦平無毒

凉血降火消瘿解毒止吐咯血雖治馬心肺熱疾而人亦可服也故收用之

附方 治瘿氣以萬州黄藥子半斤緊重者為上輕虚者加倍取無灰酒一斗投藥于中固濟封口以糠火燒一復時待冷乃開時々飲一盃不令絶酒氣經三五日後以鏡自照覺消即止不爾便令人項細也

鬱金 辛苦寒無毒 横紋蟬腹者為真

凉心和血氣心腹痛産後敗血衝心欲死失心顛狂蠱毒凡吐血衄血唾血血腥及経脉逆行並宜為末加韮汁姜汁童便服其血自清痰中帶血者加竹瀝又鼻血上行者鬱金韮汁加四物湯服之

附方 治癲狂用真鬱金七两明礬三两為末糊丸梧子大每服五

五味破血 悪心血

十九白湯下有婦人患此十年初服心胸若有物脱去神氣洒然再服而癒此驚憂痰血聚心竅所致欝金去惡血明礬化頑痰故也

紫草 苦寒 嫩者名茸宜用之

專治痘疹毒活血涼血利大腸若初出血熱毒盛大便閉澁及已出紫黒便閉者宜用之名紅活白陥大便利者忌之

桃仁 苦甘平 去双仁用 行血連皮尖生用活血湯浸去皮尖炒黄用

治血結血秘血燥通潤大腸破畜血肝為血之源血聚則肝氣燥桃仁能緩肝散血

紅花 辛温 酒洗用

多則行血少則養血但力薄須别味佐之

蘇方木 甘鹹平

破血月候不調者用之産後血脹悶欲死者亦煮五兩取濃汁服亦少用和血多用破血也

五靈脂 甘温無毒 研細以酒飛去砂石晒乾用

行血用生止血用炒半炒半生乃行悪血而止新血也婦人経水過多及血崩不止者半炒半生酒服能行血止血治血氣刺痛要藥入肝最速也

附方 失笑散治男婦老幼心痛腹痛小腹痛小腸疝氣娘妊産後皆可用 五靈脂生 蒲黄生等分 先以醋二盃調末熬成膏入水一盞煎至七分連藥上服末止再進而愈丸亦可

又方 産後血運不知人事者用五靈脂二両半生半炒爲末每服一錢白水調下如口禁者灌之入喉即愈

又方　卒暴心痛炒五靈脂一錢半炮乾姜三分爲末熱酒服
立愈

又方　久瘧不止用五靈脂頭垢各一錢古城石灰二錢研末
飯丸皂子大每服一丸五更無根水下即止神効方也

又方　凡蜈蚣蛇蝎毒虫方以五靈脂末塗之立愈

蒲黄　甘平　色淡黄有蕋屑者真

活血凉血止心腹諸痛破血消腫者生用之補血止血者須
炒用

附方　舌腫出口不能出声以蒲黄頻摻則愈一方加乾姜末

百草霜　辛温　即灶下煙

止上下諸血婦人崩中帯下胎前産後衄血吐血悉宜用之

阿膠　甘平　或以麪炒或以蛤粉炒成珠用　黄透如琥珀色
或光黑如漆者真　山薬爲使畏大黄

止吐血衄血治喘嗽不論肺虚肺寔為肺經補藥又止痢為
大腸經要藥

犀角　苦酸鹹寒　磨汁用　松脂為使惡雷丸雚菌　鋸成小塊以紙包入懷中乗热搗之如粉
治吐血衄血下血及傷寒蓄血發狂發黄發斑痘瘡稠密内
熱黒陷或不結甲瀉肝凉心清胃解毒

鹿角膠　甘温　畏大黄
補中益氣療男子損臓氣々弱勞損吐血下血及女人崩中不
止

巵子　苦寒　治上焦中焦連殼用下焦去殼炒用　九血病炒黒用去心　胸中热用仁肌热用皮
治吐血衄血血痢下血瘀血瀉三焦之火及痞塊中火邪最
清胃脘之血其性屈曲下行能降火從小便出九心煩懊憹
不得眠臍下血滞而小便不利者悉宜用之

側栢葉苦微温瓜子牡蛎桂爲之使畏菊花羊蹄艸諸石及麪麴伏砂硝
止吐血衂血痢血崩中赤白巧補陰要藥其性多燥久服大
益脾土以滋其肺
白芨苦平紫石英爲使惡理石畏李核杏仁及烏頭
性濇而收能入肺止血生肌治瘡凡吐血人宜爲末米飲日
服
藕節汁甘平藕破血節止血
主吐血不止及口鼻出血
童便鹹寒用白色冰者黄色者不用
滋陰降火止吐衂血凡陰虛火動熱蒸如燎者用之若氣血
虛無熱者不宜多服久服損脾胃須以紅棗佐之
川續斷苦微温狀如鷄爪赤黄色節節斷皮多皺者眞川續斷皮微白肉微烏地黄爲使惡雷丸

去諸温毒通宣血脉消腫毒腸風縮小便止泄精尿血治金瘡續筋骨要藥

附方 治血痢平胃散一两加川續断二錢半水煎服即愈

三七 甘温微苦

主吐血衂血下血痢血崩中経水不止産後悪血不下血運血痛赤目癰腫大約此味散血止血定崩凡杖撲傷損淤血淋漓者嚼爛罨之即止青腫者即消散陽明厥陰血分要藥

益母草 辛甘微温 忌鉄器 制硫黄雌黄雄石

治風解熱順氣活血養肝益心安魂定魄調女人經脉 曰其活血行氣故胎産家用之使胎前無滞産後無虚要藥

附方 濟陰返魂丹 用益母草搗為細末煉蜜丸如弾子大随証嚼服○胎前臍腹痛或作声者米飲下○胎前産後

臍腹刺痛胎動不安下血不止當帰湯下○産後以童便化下一丸能安魂定魄血氣自然調順諸病不生○産後血運眼黑血熱口渴煩悶如見鬼神狂言不省人事童便和酒下○産後結成血塊臍腹奔痛時發寒熱有冷汗或面垢顏赤五心煩熱○産後惡露不盡結滯刺痛上衝心胷滿悶○産後中風牙関緊急半身不遂失音不語○産後月内欬嗽自汗發熱○産後鼻衂舌黑口乾以上俱用童便酒下○産後氣喘欬嗽胷膈不利惡心吐酸水面目浮腫兩脇痛舉動失利温酒下○産後兩太陽穴痛呵欠心忪氣短羸瘦不思飲食血風身熱手足頑麻百節疼痛米飲下○産後大小便不通煩燥口苦薄荷湯下○胎衣不下及横生不順死胎不下

經日脹满心悶心痛炒塩湯下〇月水不調温酒下〇

婦人久無子息酒下

二味化痰

痰涎藥　兼癃疾喘嗽

貝母　辛平　同糯米炒去心　用先于柳木炭中炮黄独顆無瓣者誤服令人筋脉不収　厚朴白微爲使惡桃花畏秦艽莽草礬石反烏頭

消痰潤心肺散心胸鬱結之氣凡吐血咯血虚勞欬嗽肺癰

肺痿宜用之

蘇子　辛温　忌鯉魚

消痰止嗽潤心肺能下氣治肺氣喘急

二味吐痰

藜盧　辛寒有毒　用糯米泔汁煮数沸晒乾用　畏葱白服之吐不止飲葱湯即止　黄連爲使反細辛芍藥人參沙參紫參丹參苦參惡大黄畏葱白

吐上膈風痰吐藥不同常山吐瘧痰瓜丁吐熱痰烏附尖吐

湿痰萊菔子吐氣痰藜盧則吐風痰也凡風癇及中風不省

人事皆風痰所致宜以此吐之用止三二分亦不入湯用

參盧　苦温

人弱者以此代瓜蔕凡痰蓄胸中非吐不愈用參盧半兩加

竹瀝一二服吐出膠痰後以人參黃芪當歸等補之

常山苦寒有毒生則上行必吐酒蒸炒熟少用亦不致吐畏玉札伏砒石忌葱菘吐痰涎治諸瘧無痰不作瘧故為治瘧要藥取其能驅痰逐水也水在上焦則常山能吐之水在脇下則常山能破其澼而下之若蘊熱內實之証須用此大黃為佐泄數行而愈

附方　勝金丸治一切瘧胷膈停痰發不愈者常山八兩酒浸蒸焙梹榔二兩生研末為丸梧子大卧時冷酒服五十丸五更再服忌鵞羊熱物

又方　寒多熱少厥陰肝瘧也不問久近不吐不消如神常山一兩醋浸一夜瓦器煮乾每用二錢水一盞煎半盞五更冷服

又方　先寒後熱太陰肺瘧也痰聚胷中病至令人心寒寒甚

乃熱〻極善驚如有所見常山三錢甘草五分秫米三
十五粒水二鍾煎一鍾發日早分三次服

又方　熱多寒少者温瘧也常山一錢小麦三錢淡竹葉二錢
水煎五更服

蜀漆　辛平有毒　春夏用莖葉秋冬用根
與常山同有劫痰截瘧之功但性俱暴悍久病及虛怯者不
可用也

附方　獨寒不熱者牝瘧也用蜀漆雲母煅三日夜龍骨各二錢爲
末每服半錢臨發日旦一服發前一服漿水調下

又方　獨熱不寒者牡瘧也蜀漆一錢半甘草一錢麻黃二錢
牡蠣粉二錢水二中先煎麻黃蜀漆去沫入藥再煎至
一鍾未發前温服得吐則止

痰 二味去湿

天南星 苦温有大毒 蜀漆為使惡莽草畏附子薑 以湿紙包于灰火中炮製則去毒得牛胆則不燥 製牛胆南星法以南星生研末臘月取黄牛胆汁和濟納入胆中懸風處乾之久愈佳

去上焦痰及眩運主中風麻痺及破傷風口噤身強

附方 中風口噤藥不能下者用開關散南星白龍腦等分為末用中指點末揩齒三二十遍揩大牙左右其口自開

又方 奪命散治破傷中風及打撲一切風天南星防風等分為末水調敷瘡出水為妙仍以温酒調服一錢已死心尚温者熱童便調灌二錢鬬毆内傷重壓者酒和童便連灌三服即甦亦可煎服

厚朴 苦温 姜汁炒用 孕婦忌之 乾姜為使惡澤瀉硝石寒水石忌豆

温中益氣清痰下氣治腹脹若能下氣故泄實滿温能益氣故散湿滿

一味去热痰

蒼朮苦温 糯米泔浸去油焙乾用 忌桃李菘菜雀肉青魚

去湿痰發汗要藥腹中窄狭者須用之

半夏辛平有毒 以湯浸洗去滑姜汁拌炒用 製半夏麹法為末以姜汁白礬湯和作餅楮葉包罨藍中待生黄衣日乾用 射干柴胡為使惡皂莢畏雄黄生乾薑秦皮龜甲反烏頭忌羊血飴餳海藻

消痰下氣開胃健脾止嘔吐去胷中痰満除腹脹目不能眠

附方 目不得眠陽氣満不得入于陰々氣虚故目不眠治法以半夏湯一劑陰陽既通其卧立至方用長流水八升揚之萬遍取清五升煑之炊以葦薪大沸入秫米一升半夏五合煮一升半飲汁一盃日三以知為度病新發者覆盃則卧汗出則已久者三飲而已

前胡苦微寒 半夏為使惡皂莢畏藜蘆

清肺熱長于下氣故能治痰熱喘嗽痞膈嘔逆諸痰氣下則

火降痰亦降故為痰氣要藥

竹瀝 甘大寒

痰在胸膈經絡皮裡膜外非此不達不行因其性寒故風火燥熱而有痰者宜之若寒濕胃虛腸滑之人忌之

去寒痰

荊瀝 甘平

去心悶煩熱頭旋目眩熱多用竹瀝寒多用荊瀝二汁同功用時以姜汁助之良

去燥痰

栝樓 即瓜蔞苦寒 去殼皮革膜及油用

潤肺燥降火滌痰利咽喉止消渴止嗽之要藥

去寒痰

百部 甘微寒温

治肺熱潤肺殺虫寒嗽者宜之

去寒痰

款冬花 辛温 杏仁為使得紫菀良惡皂莢硝石玄參畏貝母辛夷麻黃黃芪黃芩連翹青葙子

枕痰

欬逆上氣喘嗽滌唾稠粘肺癰肺痿溫肺治嗽要藥

桔梗 辛微溫又曰苦辛藥 節皮為使畏龍胆白芨忌猪肉

下氣去肺熱氣促喘逆胸脇痛如刀刺腹滿腸鳴利咽喉治喉痺要藥

附方 甘桔湯 甘草桔梗加荊芥防風連翹名如聖散極言治咽喉口舌諸病之驗也

五味子 酸溫 入補藥炒用入嗽藥生用 蓯蓉為使惡萎蕤勝烏頭 南產者色紅北產者色黑

用分南北 生津止渴潤肺補腎勞嗽宜用北者風寒在肺宜用南者味酸專收肺經元氣之耗散

附方 夏月服五味子法 夏月人多困乏無氣無力以動五味子黃芪麦冬少加黃蘗煎湯服之使人精神百倍加人參更佳

天門冬　苦平寒　蒸過用　地黃貝母為使畏曾青制雄黃硇砂忌鯉魚

潤燥滋陰清金降火治肺熱喘嗽之功居多

附方　天門冬二斤熟地黃一斤為末煉蜜丸彈子大每溫酒化三丸日三服居山遠行辟穀不飢服至十日身輕目明二十日百病愈顏色如花三十日髮白更黑齒落重生五十日行及奔馬百日延年

烏梅　酸溫平濇　去核微炒用

斂肺澀腸止久嗽瀉痢蝕惡肉

附方　血痢用烏梅胡黃連灶下土等分為末茶調服效蓋血得酸則斂得寒則止得苦則濇故也

枇杷葉　苦平　拭淨毛炙用胃病以姜汁塗炙肺病以蜜水塗炙

治肺氣熱嗽止嘔噦渴疾其功長于下氣氣下則火降痰順

而病自止

四味健脾胃

脾胃藥　健脾胃　燰胃　清胃　消食　止嘔

白朮　甘温、　土炒用　防風地榆爲使忌桃李雀蛤

理胃益脾除湿行水浮枳實消痞滿氣分佐黄芩安胎清熱

附方　心下有水白朮三兩澤瀉五兩水三升煎一升半分三

服

白茯苓　甘、平、馬閵爲使得甘艸防風芍藥紫石英麦冬共療五臟惡白斂畏牡蒙地榆雄黄秦艽龜甲　忌米醋酸物

瀉膀胱益脾胃除湿行水止泄要藥

砂仁　辛温濇、　炒用

治脾胃氣結滞不散醒脾開胃消痞脹止冷氣痛安胎

龍眼肉　甘平、

開胃益脾補虛長智乃心脾二經藥

附方

帰脾湯治思慮過度勞傷心脾健忘怔忡虛煩不眠自

三味煖胃

三味清胃

汗驚悸用龍眼肉 酸棗仁炒 黃芪炙 白术炒 茯神一各
兩 木香兩半 甘草炙二錢半 每服五錢姜棗煎服

炙甘草 甘平 蘿温炙用則補中生用則瀉火术苦参為使乾漆惡遠志反大戟甘遂芫花海藻
温中益脾胃安和百藥熱藥用之緩其熱寒藥用之緩其寒

草豆蔻 辛温濇 麪果煨熟去皮用
調中補胃健脾消食散冷氣甚速虚弱不能飲食者宜之

白豆蔻 辛大温 去皮炒用
冷氣吐逆反胃消穀下氣解酒毒功與草豆蔻畧同

石膏 辛寒 煅者佳火煨用 又名寒水石 雞子為使畏鉄
除胃熱肺熱乃陽明經大寒之藥善治本經頭痛牙痛止消
渴中暑潮熱然能寒胃非腹有極熱者不宜輕用

天花粉 苦寒 即瓜蔞根作 枸杞為使惡乾薑畏牛膝乾漆反烏頭

除腸胃中痼熱八疸身面黄唇乾口燥心中祐涸者非此不能除

石斛 甘平 去根頭酒浸一宿曝乾以酥拌蒸用 莖似小竹節出細葉折之有肉中實其莖圓匾者不入藥陸英爲使惡凝水石巴豆畏雷丸殭蠶

補五臟虛勞羸瘦補腎益力又治胃中虛熱凡囊湿精少小便餘瀝亦宜之

味消食

神麯 甘辛温 炒黄用

消食下氣化水穀宿食

附方 女人産後欲回乳者炒研酒服二錢日二即止甚驗

麦芽 甘鹹温 炒焦用

專消胃中五穀積滞

山查 酸冷 得赤糖治兒枕疼得小茴香治疝氣疼

大能消肉積化飲食若胃中無食積而脾虛不能運化者忌

之

枳實 苦寒 同麸炒用

消食逐痰破結除脹滿皆下氣之功也與枳殼亦無大異

二味止嘔

藿香 辛微温

去惡氣助胃氣為止吐逆要藥

生薑 辛温 擣汁入藥用 秦椒為使殺半夏莨菪毒惡黄芩黄連天鼠糞

嘔乃氣逆不散姜能行陽而散氣故為止嘔聖藥

味清上焦心

清熱藥

卮子 苦寒 治上焦、中焦、連殼用、下焦去殼、洗去黃漿、炒用

解熱鬱行結氣凡心胸客熱煩悶不寧者能降火從小便中泄出

連翹 苦平

瀉心經客熱上焦諸熱爲瘡家聖藥

射干 苦平 取根米泔水浸一宿同筀竹葉煮日乾用

降實火散胃中熱氣療老血在心脾間欬唾喉脾咽痛要藥

滑石 甘寒 刮淨水飛用 石韋爲使惡曾青制雄黃

降火解渴上能發表下利水道爲蕩熱燥濕之藥

附方 六一散實熱新汲水下發表葱豉湯下通氣豬肉湯下催生香油漿下凡難産或死胎不下皆由風熱燥濇結

滯緊斂不能舒緩故也此藥力至則結滯頓開而痊矣

玄參 苦微寒 惡黄芪乾姜大棗山萸反藜蘆

滋陰降火補腎氣解斑毒利咽喉通小便血滯凡傷寒下汗後陽毒不解及心下懊憹煩不得眠心神顛倒欲絶者俱用玄參治胷中氤氲之氣無根之火以玄參為聖藥

人中黄 苦寒 冬用甘草末入竹筒中塞口納糞缸中立春取出晒乾用

治天行熱狂熱疾大解五藏實熱

香薷 微温

解暑利小便散水腫單服濃煎半斤治轉筋霍亂世儒治暑病以香薷飲為首藥若壯人傷暑頭痛發熱惡寒煩燥口渴或吐或瀉霍乱者以此發越陽氣散水和脾若飲食不節勞役鑿喪之人傷暑大熱大渴汗泄如雨煩燥喘促或瀉或吐

者乃勞倦内傷之症宜清暑益氣湯以瀉火益元若用此藥是重虛其表也且此藥性温不可熱飲反致吐逆飲者唯宜冷服

附方　一切傷暑或發熱頭疼体痛或心腹痛或轉筋或乾嘔或四肢逆冷或煩悶欲死並宜之用香薷二分 半 厚朴 姜汁炒 白扁豆 炒 共二錢半水二盞酒半盞煎一盞水中沉冷一連進二服立效

又方　通身水腫薷术丸服至小便利為效用香薷葉一斤水一斗熬極爛去渣再熬成膏加白术末七兩和丸梧子大每服十丸水飲下日五夜一服

三味清心

黄連　苦寒　黄芩理石龍骨為使惡菊花玄参白鮮皮芫花殭蚕畏款冬花牛膝勝烏頭解巴豆毒
心經本藥瀉心藏火治諸瘡毒赤眼暴發去中焦濕熱止瀉

痢上藥又爲治火之搃司但製法不同耳治本臟之火生用治肝胆之實火以猪胆汁浸炒治肝胆之虛火以醋浸炒治上焦之火以酒炒治中焦之火以姜汁炒治下焦之火以盐水炒治氣分湿熱之火以茱萸湯浸炒治血分塊中伏火以乾漆水炒治食積之火以黄土炒隨症製之爲良

附方治噤口痢用黄連人参煎湯終日呷之如吐再強飲但得一呷下咽便好

又方洗眼法黄連當帰芍藥煎湯熱洗血淂汻則行而凝滞散也

燈心草 甘寒 以粳米漿染過晒乾研末入水澄之浮者是燈心也晒乾用

降心火止血通氣

附方夜不得睡用燈草煎湯代茶飲即得睡

四味清肺

黄芩　苦平　上焦　酒洗　用　山茱龍骨為使惡葱実畏丹砂牡丹藜蘆得厚朴黄連止腹痛得五味牡蠣令人有子得黄芪白蘞赤小豆療鼠瘻得豬胆汁除肝胆火得柴胡退寒熱得芍藥治下利

枯而飄者瀉肺火利氣降痰除風熱清肌表之熱細實而堅者瀉大腸火同白术為安胎聖藥

馬兜鈴　苦寒　取净子焙用

清肺氣補肺去肺中湿熱欬嗽痰結喘促坐息不得

桑白皮　甘寒　焙用忌鉄器　續斷桂心麻子為使

調中下氣消痰止渴長于利小水肺中有水氣及肺火有餘者宜之若肺虚而小便利者忌之

麥門冬　甘平　地黄車前為使惡款冬花苦瓠苦芙畏苦参青蘘木耳伏石鍾乳

治肺中伏火補心氣不足主血妄行及經水枯乳汁不下

附方　生脉散　肺中伏火脉氣欲絶者加五味子人参補肺中元氣不足

前已録

茵陳 苦平微寒 連枯莖者直入藥去根莖伏硇砂

治天行時熱發狂頭痛頭旋通身黃病小便不利及傷寒熱甚發黃身面悉黃者用之極効

附方 黃疸病用山茵陳山梔子各三分秦艽升麻各四錢為散每用三錢水四合煎二合去滓食後温服以愈為度

痢
味心瀉

大便藥　止瀉痢　通大便

山藥　甘、溫、平　忌鉄　紫芝為使惡甘遂

益腎氣健脾胃止泄痢化痰涎但力薄須借他味以助之

肉豆蔲　辛、溫　麪裹煨熟用　毋犯銅

煖脾胃固大腸脾胃虛冷氣虛瀉赤白痢及小兒嘔沫冷氣

乳霍為傷乳泄瀉之要藥

訶子　苦溫　焙去核用

治冷氣心腹脹滿下食消痰止嗽又實大腸止久瀉赤白痢

附方　赤白痢用訶子十二个六生六煨去核焙為末赤痢生

甘草下白痢炙甘湯下不過再服

罌粟殼　酸濇微寒　以水洗潤去蒂及筋膜取外薄皮以醋浸

炒入藥用　筋膜須淨若誤用割肺如刀

斂肺澀腸止瀉痢固脫肛止久欬嗽初病不可用須泄痢既

久氣散不固而腸滑肛脫欬嗽既久氣散不收而肺脹痛劇
曰而澀之固之乃爲對症但性緊澀多令嘔逆故人畏而不
敢用若用醋製加以烏梅庶爲得法或同四君子藥尤不致
閉胃妨食而獲奇功也

貫衆 苦微寒 赤小豆爲使服石鍾乳
治下血崩中帶下産後血氣脹痛骨梗解諸病
附方 鷄魚骨梗濃煎汁一盞分三服連進至夜一咯而出
又方 血痢不止貫衆五錢煎酒服
又方 救荒法用黑豆一升挼淨入貫衆一斤剉如骰子大同
以水煮至豆熟取出日乾復令展盡餘汁簸去貫衆每
日空心啗豆五七粒能食百草枝葉有味可飽

地榆 苦微寒 得髮良惡麥冬

除下焦熱專主下焦血若熱血痢腸風血崩皆可用惟虛寒
水瀉白痢忌之
白頭翁 苦溫 取根酒洗用豚實為使
治毒痢凡熱毒下痢紫血鮮血者宜之
附方 白頭翁湯用白頭翁二兩黃連黃柏秦皮各三兩水七
升煮二升每服一升不愈再服
何首烏 苦濇微溫 茯苓為使 忌鐵器諸血無鱗魚羅卜蒜葱
補腎補肝能收斂精氣所以能養血益肝固精益腎健筋骨
烏髭髮為滋補良藥久服令人有子治腹臟一切宿疾冷氣
腸風若久痢不勝大黃者用赤白何首烏三五錢加人參服
之甚効
附方 年老壯健面如渥丹能飲食及半身無汗治血治風大

有補益用赤白何首烏各半斤米泔浸三宿竹刀刮去皮切焙石臼為末煉蜜丸梧子大每空心温酒下五十丸

又方

滋補丸壯筋骨長精髓補血氣久服黑鬚髮堅陽道令人身輕体健延年赤白何首烏三斤銅刀切片乾者以米泔水浸軟切之牛膝去苗一斤切以黑豆一升淘淨用木甑層〻鋪盖甑蒸至豆熟取水晒乾換豆又蒸如此三次為末棗肉丸梧子大空心温酒下五十丸忌見前

三味通大便

郁李仁 酸平 湯浸去皮尖用 粒小而乾皮黃仁白者佳

專治大腸氣滞燥澀大便不通

大黄 苦寒 下焦生用上焦酒浸用 惡乾漆忌冷水黄芩爲使

實熱燥結心腹脹滿譫語蕩滌腸胃覇藥

芒硝 辛苦大寒有小毒 石韋為使惡麥句薑畏三稜

單服過小便同大黃引之直入大腸軟堅去實熱燥結不至堅者不可輕用

四味利小便

小便藥

木通 辛平 草類葡萄皮似棱木肉色黃白子細孔

降肺氣利小便專瀉氣滯九肺受熱邪津液氣化之原絕則寒水斷流膀胱受濕熱癃閉約縮小便不通其症胷中煩熱口燥咽乾大渴引飲小便淋瀝或閉塞不通脛痠腳熱並宜通草主之

車前子 甘寒 微焙用 常山為使伏五礬粉霜

導小腸熱止暑濕瀉痢能利小水而不走氣與茯苓同功

附方 止瀉用車前子一味為末米飲下二三錢

豬苓 甘平

瀉膀胱除濕利小水之功多但久服損腎昏人目

澤瀉 甘寒 畏文蛤海蛤

行利停水乃除湿之聖藥入腎治小便淋瀝陰汗久服亦損
腎

覆盆子 甘平 淘浄子酒拌蒸晒乾用
益腎臟縮小便男子腎精虚弱陰痿能令堅長女子食之有
子療勞損風虚補肝明目

川萆薢 苦平 薏苡為使畏葵根大黄柴胡前胡牡蠣 以白軟者入薬
補肝虚頭旋腰脊強痛骨節風寒湿痺凡真元不足下進虚
寒小便頻数白濁如膏並宜用之
附方萆薢分清飲治白濁頻数漩面如油澄下如膏乃真元不
足下焦虚寒用萆薢石菖蒲益智仁烏薬等分毎服四
錢水一盞入塩一匙煎七分食前温服

膛 七味消水

水氣藥

細辛 辛溫葉似葵柔莖細根色紫味極辛嚼之如椒而更甚焉切去頭以水浸一宿暴乾用曾青棗根爲使惡黄芪狼毒山萸忌生菜狸肉畏硝石反藜蘆

辛以行水氣而潤燥治少陰頭痛如神凡風寒欬嗽上氣及痰飲胷中滯氣驚癇者宜用之

椒目 苦寒 即川椒子

治十二種水氣及腎虛耳卒鳴聾膀胱脹滿利小便止氣喘

椒氣下達用以行水燥濕定喘要藥

附方 治腎虛耳鳴或聾用椒目巴豆菖蒲同碾細以松脂黄蠟溶和爲挺納耳中抽之一日一易神效

又方 諸喘不止用椒目炒碾二錢白湯調下二三服劫之後乃隨痰火用藥

旋覆花 鹹溫有小毒 去蕋及皮蒂蕋過晒乾用 即金沸草

主水腫消胸中痰結唾如膠漆心胸痰水膀胱留飲肺與大腸藥其功在行水下氣通血脉大腸滑者忌之

大腹皮 辛微温無毒 先以酒洗再用薑汁洗晒乾入灰火煨用

下一切氣消肌膚中水氣浮腫脚氣壅逆健脾開胃

苦葫蘆 苦寒有毒

大水面目浮腫下水令人吐只可作丸用

防方 通身水腫用苦瓠膜炒二兩苦葶藶五分擣和丸小豆

六每服五丸日三水下止

大戟 苦寒有小毒 反甘草 畏菖蒲蘆葦鼠屎 惡山藥 赤小豆為使 漿水煮軟去骨晒乾用 浮棗即不損脾

治水腹滿急痛積聚天行黄病下惡血癖塊腹内雷鳴利大小便通月水墮胎孕與甘遂同為泄水之藥

甘遂

能瀉十二種水疾苦寒有毒麪包煨熟用以去其毒反甘艸惡遠志瓜芾為使去痰水丸腹滿面目浮腫留飲宿食癥堅積聚利大小便直達水氣所結之處為治水之聖藥又泄腎經濕氣治痰之本源但不可過服中病而止可也

附方

水腫服藥未全消者以甘遂末塗腹遶臍令滿內服甘草水其腫自去

又方

腫氣上攻結成腫核及一切腫毒用甘遂末水調敷腫處即濃煎甘草汁服其腫即散二物相反而感應如此

驚風藥

遠志 苦温 去心用 苗名小草 功同 得茯苓冬葵子龍骨良 畏珍珠藜蘆蜚蠊齊蛤
強志益精治善忘乃腎經氣分藥也腎氣旺上通于心故能
定心止驚

酸棗仁 酸平 惡防已
益肝氣凡胆虚不得眠煩渴虚汗之症炒熟用胆熱好睡者
生用乃肝胆經藥也今人治胆虚心驚虚煩不寐者多用之
故誤爲心經藥

羚羊角 鹹寒 磨汁用
平肝舒筋定風止小兒驚癇入厥陰肝經甚捷

鈎藤 甘微寒 用鈎力鋭
大人頭旋目眩平肝風除心熱小兒寒熱十二驚癇

天竹黄 甘寒
涼心經治風熱止小兒驚風天吊

硃砂 甘微寒 水飛用 惡慈石畏鹹水忌一切血見火則熱而有毒
鎮心治驚癇解胎毒痘毒驅邪瘧發汗乃心經血分主藥凡
心熱者非此不能除

青蒿蠹蟲 青蒿節間有虫狀如小蚕
專治小兒急慢驚風用乳搗和硃砂汞粉丸粟粒大一歲一
丸乳汁下詩曰一半硃砂一半雪其功只在青蒿節任教死
去也還魂服時須用生人血

防風 辛甘温 畏萆薢殺附子毒畏藜蘆白芨白蘞乾薑芫花制黄芪得葱白能行周身得澤瀉藁本療風得當歸芍藥陽起石禹餘糧治婦人子臟風
瀉肺散風赤眼冷淚頭眩頭面遊風為去風去濕之聖藥肺
虛者勿服之

天麻 辛温
諸風湿痺四肢拘攣小児風癇驚氣利腰膝强筋力止風虚
眩運頭痛凡眼黒頭旋風虚内作為治風之神藥
附方 天麻丸治風化痰清利頭目心煩頭運欲倒項急肩背
拘倦神昏多睡肢節煩痛皮膚瘙痒偏正頭痛面目虚
浮並宜服之天麻半両川芎二両為末煉蜜丸如芡子
大毎食後嚼一丸茶酒任下

蔓荊子 辛苦温 悪烏頭石膏
頭面手足諸風癇疾明目益精光

五加皮 辛温 去骨用 遠志為使悪玄参蛇皮
治風濕痿痺壮筋骨其功良深凡男子陰痿囊湿小便餘瀝
女人陰痒及腰脊痛脚弱五労七傷並宜服之

附方

五加皮酒 用五加皮地榆刮去粗皮各一斤袋盛入無灰好酒二斗大一罈封固安大鍋内文武火煮之罈上安米一合米熟為度取出火毒以渣晒乾為丸每日服五十丸藥酒送下臨卧再服能去風湿壯筋骨順氣化痰添精補腎久服延年益老功难盡述

茯神 甘平 忌同茯苓

止驚悸安魂魄养精神風眩心虚非此不能除

威靈仙 甘温 惡茶及麪湯

諸風宣通五臟去腹内冷滯心膈痰水久積癥瘕痃癖氣塊膀胱宿膿惡水腰膝冷痛療折傷凡手足不遂足不履地大小腸秘服之立通腰腎脚膝積聚腸内諸冷病積年不瘥者服之無不立効崔元亮言其去衆風通十二經脈朝服暮効

乃治痛風要藥也单服搗末温酒調一錢匕壯人可加至五六錢病愈即止不宜多服恐損真氣服時忌茶與麩湯

蟬退鹹甘温　去翅足用

治頭風眩運皮膚風熱痘疹作癢出不良甚良

附方　破傷風蟬蜕為末葱涎調塗患處即時取出悪水立效

又方　頭風旋運蟬蜕一兩微炒為末酒下一錢白湯亦可

石菖蒲辛温　去毛微炒用　秦皮秦艽為使悪地胆麻黄忌鉄器

除風下氣治耳鳴頭風〻寒湿痺欬逆上氣開心孔補五臟通九竅明耳目出音声乃補肝藥心氣不足者用之虚則補其母也

附方　服食法用緊小菖蒲一斤以水及米泔各浸一宿刮去皮晒乾搗末以糯米粥入蜜少許和匀丸梧子大風乾

每旦酒下三十丸臨卧服三十丸服至一月消食二月疾除五年過髓充顏色澤白髮黑落齒更生治一切諸風手足頑痺癱緩不遂五勞七傷塡血補腦堅骨髓長精神潤五臟裨六腑開胃口和血脉益牙齒澤皮膚去寒熱除三尸九虫天行時疾瘴疫瘦病瀉痢痔漏婦人带下産後血運並以酒服

藁本 辛温 惡蕳茹畏青箱子

治太陽頭痛大寒犯腦疼連齒頰顛頂痛非此不除

除冷藥

乾薑 辛温

去臓腑沉寒痼冷生則逐寒邪而發表炮則除胃冷而守中凡寒冷腹痛腰腎中冷痛轉筋吐瀉悉宜用之

附方 陰陽易病傷寒後未滿百日丈人名陰易女人為陽易其病拘急手足拳腹病欲死速宜汗之則愈滿四日不可治也用乾姜四兩為末每用半兩白湯調服覆被出汗後手足伸即愈

附子 辛温有大毒

每一个用甘草二錢塩水姜汁童便各半盞同煮熟出火毒一夜用之則毒去也

除臓腑沉寒三陽厥逆濕淫腹痛胃寒蚘動乃陰証要藥但無乾姜則不熱得甘草則性緩得桂則補命門其性走而不守能引補氣藥行十二経以追復散失之元陽引補血藥入

血分以滋養不足之真陰引發散藥開奏理以驅逐在表之風寒引温煖藥達下焦以驅在裏之冷濕又凡用烏附藥並宜冷服者此及治之妙也 地胆為使惡蜈蚣畏防風黒豆甘草人参黄芪烏韭

附方

臍風撮口生川烏尖三个全足蜈蚣半條酒浸炙麝香少許為末以少許吹鼻得嚏乃以薄荷湯灌一字

肉桂 甘辛大熱有小毒 厚而辛烈者去粗皮用

補命門不足治沉寒痼冷之病滲泄止渇去營衛中寒風表虚自汗春夏為禁藥秋冬下部腹痛非此不能止

潔[illegible]曰桂辛熱有毒陽中之陽浮也氣薄者桂枝也氣厚者桂肉也氣薄則發泄桂枝上行而發表氣厚則發熱桂肉下行而補腎此天地親上親下之道也好古曰桂枝入足太陽經桂心入手少陰經桂肉入足太陰少陰經血分經有小毒之從類化与黄芩黄連為使小毒以施与烏頭附子為使全放其熱性也与巴豆硇砂乾漆川山甲水蛭等同用則小毒化為大毒与人参麦冬甘草同用則補中益氣便可久服也之才曰官桂得人参甘草麦冬黄芩大黄[illegible]調中益氣得柴胡紫石英乾地黄療吐逆忌生葱石脂

殺虫藥

使君子 甘温

健脾胃除虚熱主小兒五疳小便白濁殺虫止瀉痢

附方 大人小兒有虫病每月上旬侵晨空腹食使君子仁數枚以殼煎湯咽下次出皆死而出忌熱茶犯之即瀉

蘆會 苦寒

殺虫清熱主小兒諸疳鎮心除驚癇

附方 癬疾用蘆會二兩炙甘草一兩研末先以温漿水洗癬拭靜敷之立乾便瘥真神奇也

乾漆 辛温有毒 擣碎炒熟不尔損人腸胃 湿漆煎乾更好 亦有燒存性者 半夏為使 畏鷄子 忌油脂 見蟹化為水 生瘡以蟹湯治之

殺三虫消淤血凡女人血滯瘀結宜用之

乾隆二十一年抄閱延年卻
病書畢按潛菴老人手輯
此部於丹經內運氣等書
無不搜覽誠能條分而縷析
之可謂一生心血盡於是矣余於
病中時一披讀年七十不斷恆然于心志
先儒云病臥於床委之庸醫乃比于不孝
不慈手錄是卷亦用以自惕云

延年却病續録

東垣懦齋手抄

七方

岐伯曰氣有多少形有盛衰治有緩急方有大小病有近遠證有中外治有輕重近者奇之遠者偶之汗不以奇下不以偶補上治上治以緩補下治下治以急近而偶奇制小其服遠而奇偶制大其服大則數少小則數多多則九之少則一之奇之不去則偶之偶之不去則反佐以取之所謂寒熱溫涼反從其病也

王冰曰臟位有高下腑氣有遠近病證有表裏藥用有輕重方奇而分兩偶方偶而分兩奇近而偶制多數服之遠而奇制少數服之則肺服九心服七脾服五肝服三腎服一為常制也時珍曰逆者正治從者反治反佐即從治也寒在下而上有浮火拒格則熱藥中入寒藥為佐下腸之後寒氣既消熱性隨發熱在下而上有寒邪拒格則寒藥中入熱藥為佐下腸之後熱氣既散寒性隨發也

大方

岐伯曰君一臣二佐九制之大也君一臣三佐五制之中也君一臣二制之小也

小方

完素曰肝腎位遠數多則其氣緩不能速達于下必大劑而數少取其迅急下走也心肺居近數少則易下走不能升發于上必小劑而數數指藥位不指分兩多取其易散而上行也

緩方

王冰曰假如病在腎而心氣不足服藥宜急過之不以氣味飼心腎藥淩心〻復益衰矣此用急之法也從正曰緩方不一有甘以緩之之法有丸以緩之之法有品味衆多之法有無毒以緩之之法有氣味俱薄之緩法氣味薄則長于補上治上比至至其下藥力已衰矣

急方

從正曰急方有四有急病急攻之方中風閉格等是也有湯散盪滌之方下咽易散而行速也有毒藥之急方毒性能上涌下泄以奪病勢也有氣味俱厚之急方直至于下而力不衰也

奇方

從正曰奇方有二有獨用一味之奇方有藥合陽數一三五七九之奇方

偶方

從正曰偶方有三有兩位相配之偶方有二方相合之偶方又有藥合陰數二四六八十之偶方

複方

好古曰奇之不去復以偶〻之不去復以奇所謂十補一瀉十瀉一補也又傷寒見風脈傷風見寒脈以複方生之

十劑

宣劑

好古曰経有五鬱木鬱達之火鬱發之土鬱奪之金鬱泄之水鬱折之宣者散也布也壅塞也時珍曰鬱塞之病不升不降傳化失常或鬱久成病或病久成生鬱必藥以宣布敷散之不獨涌泄為宣也故氣鬱有餘則香附撫芎之屬以開之不足則補中益氣以運之火鬱微則山梔青黛以散之甚則升陽解肌以發之濕鬱則白芷蒼朮以燥之甚則風藥以勝之痰鬱微則南星橘皮之類以化之甚則瓜蒂藜蘆以涌之血鬱微則桃仁紅花以行之甚則或吐或利以逐之食鬱微則山查神麯以消之甚則上涌下泄以去之皆宣劑也

通劑

時珍曰滯留滯也濕熱之邪留于氣分而為痛痺癃閉者宜淡味之藥上助肺氣下降通其小便而泄氣中之滯木通猪苓之類是也濕熱之邪留于血分而為痺痛腫注二便不通者宜苦寒之藥下引通其前後而泄血中之滯防已之類是也故曰通則去滯

補劑

時珍曰経云不足者補之又云虛則補母生薑之辛補肝炒鹽之鹹補心甘艸之甘補脾五味之酸補肺黃柏之苦補腎又如伏神之補心氣生地之補心血人參之補脾氣白芍之補脾血黃芪之補肺氣阿膠之補肺血杜仲之補腎氣熟地之補腎血芎藭之補肝氣當歸之補肝血之類是也

泄劑

時珍曰去閉當作去實経云寔則瀉之寔瀉其子是矣五臟五味皆有瀉不獨大黃葶藶也肝寔瀉以芍藥之酸心

寔瀉以甘州之甘脾寔瀉以黃連之苦肺寔沖以石膏之辛腎寔瀉以澤瀉之鹹是己

輕剤

時珍日輕可去閉有表閉裏閉上閉下閉表閉者風寒傷營腠理閉塞陽氣拂鬱不能外出而為發熱惡寒頭痛脊強諸病宜輕揚之剤發其汗而表自解也裏閉者火熱鬱抑津液不行皮膚乾閉而為肌熱煩熱頭痛目腫昏瞀瘡瘍等証宜輕揚之剤以解其肌而火自散也上閉有二一則外寒內熱上焦氣閉發為咽喉閉痛之證宜辛涼之剤以揚散之則閉自閉一則飲食寒冷抑遏陽氣在下發為胞腸痞滿閉塞之證宜揚其清而抑其濁則痞自泰也下閉亦有二有陽氣陷下發為裏急後重數至圓而不行之證但升其陽而大便自順所謂下者舉之也有燥熱傷肺金氣膹鬱閉竅于上而膀胱閉于為小便不利之證以升麻之類探而吐之上竅通而小便自利矣所謂病在下取之上也

重剤

任日重者因而減之取其衛也時珍日重剤凡四有驚則氣乱而魂氣飛揚如喪神守者有怒則氣逆而肝火激烈病狂善怒者並鉄粉雄黃之類以平其肝有神不守舍而多驚健忘迷惑不寧者宜硃砂紫石英類以鎮其心有恐則氣下精志失守而畏如人將捕者宜磁石沉香之類以安其腎大抵重剤壓浮火而墜痰涎不獨治怯也故諸風撑眩及驚癇痰喘之病吐逆不止及反胃病皆浮火痰涎為害俱宜重剤以壓之

滑剤

時珍日滑可去著〻者有形之邪留著手任絡臟腑之間也便尿濁帶痰涎胞胎癰腫之類是已皆宜滑藥以引去

其留著之物此與通以去滯相類而不同木通猪苓淡泄之物去濕熱無形之邪葵子榆皮甘滑之類去濕熱有形之邪故彼曰滯此曰著也大便澀者牽牛菠棱之屬小便澀者車前榆皮之屬精竅澀者黃柏葵花之屬山萸核之屬胞胎澀者黃葵子王不留行之屬引痰涎自小便去者半夏茯苓之屬引瘡毒自小便去者五葉藤萱草根之屬皆滑劑也半夏南星皆辛而涎滑能泄濕氣通大便蓋辛能潤能走氣能化液也或以為燥謬矣濕去則土燥非二物性燥也

澀劑

從正曰澀可去脫寢汗不禁澀以麻黃根防風滑泄不已澀以豆蔻枯礬木賊罌粟殼喘咳上奔澀以烏梅訶子精滑夢遺澀以牡蠣龍骨金櫻蓮鬚等凡酸味同乎澀者收斂之義也然此皆宜先攻其本而後收之可也時珍曰脫者氣脫也血脫也精脫也神脫也脫則散而不收故用酸澀溫平之藥以斂其耗散汗出亡陽精滑不禁泄痢不止大便不固小便自遺久嗽亡津皆氣脫也下血不已崩中暴下諸大亡血皆血脫也海螵蛸五倍子五味子榴皮棕櫚灰赤石脂之類皆澀藥也氣脫兼以氣藥血脫兼以血藥及兼氣藥氣者血之帥也脫陽者見鬼脫陰者目盲此神脫也非澀藥所能收也

燥劑

時珍曰燥可去濕濕有外感有內傷外感之濕雨露嵐霧地氣水濕襲于皮肉經絡筋骨之間內傷之濕生于水飲

潤劑

酒食及脾弱腎強不可以例偏也故風藥可以勝濕燥藥可以除濕淡藥可以滲濕泄小便可以引濕利大便可以逐濕吐痰涎可以祛濕、而有熱苦寒之劑燥之濕而有寒辛熱之劑燥之不獨桑白皮小豆為燥劑也時珍曰潤可去枯有減氣而枯有減血而枯陽明燥金之化秋令也風熱拂甚則津液枯涸而為燥病上燥則渴下燥則結筋燥則強皮燥則揭肉燥則裂骨燥則枯肺燥則痿腎燥則消凡麻仁阿膠膏潤之物皆潤劑也養血則當歸地黃之屬生津則麥冬栝蔞根之屬養精則肉蓯蓉枸杞子之類是也

四時用藥例

李時珍曰經云必先歲氣毋伐天和又曰升降浮沉則順之寒熱温涼則逆之故春月宜加辛温之藥薄荷荊芥之類以順春升之氣夏月宜加辛熱之藥香薷生薑之類以順夏浮之氣長夏宜加甘苦辛温之藥人參白朮蒼朮黃柏之類以順化成之氣秋月宜加酸温之藥芍藥烏梅之類以順秋降之氣冬月宜加苦寒之藥黃芩知母之類以順冬沉之氣所謂順時氣而養

天和也。任又云：春省酸增甘以养脾氣，夏省苦增辛以养肺氣，長夏省甘增醎以養腎氣，秋省辛增酸以養肝氣，冬省醎增苦以養心氣。此則既不伐天和，而又防其太過，所以體天地之大德也。昧者拘本從標，春用辛凉以伐木，夏用醎寒以抑火，秋用苦温以洩金，冬用辛热以涸水，謂之時藥，殊背素問逆順之理。以夏月伏陰，冬月伏陽，推之可知矣。雖然月有四時，歲春得秋病，夏得冬病，神而明之，機而行之，变通权宜，又不可泥一也。

臟腑虛實標本用藥式

肝藏血，属木，胆火寄于中，主血，主木，主筋，主呼，主怒。

本病：諸風眩運，僵仆强直，驚癇，兩脇腫痛，胸肋滿痛，嘔血，小腹疝痛，痃瘕，女人経病。

標病：寒热瘧，頭痛吐涎，目赤面青，多怒，耳閉頰腫，筋攣，卵偏大

夫癩疝女人少腹腫痛隱病

有餘瀉之

瀉子　甘艸

行氣　香附　川藭　瞿麦　牽牛　青皮

行血　紅花　鱉甲　桃仁　莪朮　三稜　山甲　大黄

鎮驚　水蛭　雄黄　虻虫　金箔　蓪木　銀箔　牡皮　鉄落　眞珠　夜明砂　代赭石

搜風　胡麻　羌活　皂莢　鉛丹　荊芥　烏頭　龍骨　薄荷　殭蚕　石決明　槐子　蟬脫　獨活　白附子　防風　白花蛇　蔓荊子

不足補之

補母　枸杞　杜仲　狗脊　熟地黄　苦參　萆薢　阿膠　兎絲子

補血　当歸　牛膝　續斷　白芍藥　血竭　没藥　川芎

補氣　天麻　白朮　菊花　細辛　密蒙花　柏子仁　石決明　穀精艸　生薑

本熱寒之

瀉木　芍藥　烏梅　澤瀉

瀉火　黄連　膽草　黄芩　苦茶　猪胆

攻裏　大黄

標熱發之

和解　柴胡　半夏

解肌　桂枝　麻黄

心藏神為君火包絡為相火代君行令主血主言主汗主笑

本病諸熱瞀瘛驚惑譫妄煩乱啼笑罵詈怔忡健忘自汗諸痛

痒瘡瘍

標病肌熱畏寒戰慄舌不能言面赤目黄手足煩熱胸脇滿痛

引腰背肩胛肘臂

火寔瀉之

瀉子　黃連　大黃
氣　甘草　人參　赤茯苓　木通　黃柏
血　丹參　牡丹　生地黃　玄參
鎮驚　硃砂　牛黃　紫石英
　神虛補之
補母　細辛　烏梅　棗仁　生薑　陳皮
氣　桂心　澤瀉　茯苓　伏神　遠志　石菖蒲
血　當歸　乳香　熟地　沒藥
　本熱寒之
瀉火　黃芩　竹葉　麦冬　芒硝　炒鹽
涼血　地黃　卮子　天竺黃
標熱發之

散火　甘艸　独活　麻黄　柴胡　龍脳

脾藏智属土為萬物之母主營衛主味主肌肉主四肢

本病諸湿腫脹痞満噫氣大小便閉黄疸痰飲吐瀉霍乱心腹痛飲食不化

標病身體胕腫重困嗜卧四肢不擧舌本強痛足大指不用九竅不通諸痓項強

土寔瀉之

瀉子　訶子　防風　桑白皮　葶藶

吐　豆豉　巵子　卜子　常山　瓜蒂　欝金　韲汁
　　藜蘆　苦參　鹽湯　苦茶　赤小豆

下　大黄　芒硝　大戟　甘遂　芫花　續随子　青礞石

土虚補之

補母　桂心　茯苓

氣人參　黃芪　升麻　葛根　甘艸　陳皮　藿香　葳蕤
縮砂　木香　扁豆
白朮　蒼朮　白芍　膠飴　大棗　乾薑　木瓜　烏梅
血蜂蜜
本濕除之　白朮　蒼朮　橘皮　半夏　吳萸　南星　草豆蔻
燥中宮　白芥子
潔淨府　木通　赤茯苓　豬苓　藿香
標濕滲之
開鬼門　葛根　蒼朮　獨活　麻黃
肺藏魄屬金總攝一身元氣主聞主哭主皮毛
本病諸氣憤鬱諸痿喘嘔氣短咳嗽上逆欬唾膿血不得臥小
便數而欠遺失不禁
標病洒淅寒熱傷風自汗肩背痛冷臑臂前廉痛
氣實瀉之

瀉子　澤瀉　葶藶　桑白皮　地骨皮

除濕　半夏　白朮　白茯苓　薏苡仁　木瓜　橘皮

瀉火　粳米　石膏　寒水石　知母　訶子

通滯　枳殼　桔梗　薄荷　蘇梗　乾姜　木香　厚朴　杏仁　皂莢

氣虛補之

補母　甘草　人參　升麻　黃芪　山藥

燥潤　蛤蚧　阿膠　麥冬　貝母　百合　天花粉　天冬

斂肺　烏梅　粟殼　五味　芍藥　五倍子

本熱清之

清金　黃芩　知母　麥冬　梔子　沙參　紫菀　天冬

本寒溫之

溫肺　丁香　縮砂　藿香　糯米　款冬花　百部　檀香　白豆蔻　益智子

標寒散之

解表 麻黄　葱白　紫蘇

腎藏志屬水為天一之原主聽主骨主二陰

本病諸寒厥逆骨痿腰痛腰冷如冰足胻腫寒少腹滿急疝瘕

大便閉泄吐利腥穢水液澄徹清冷不禁消渴引飲

標病發熱不惡熱頭眩頭痛咽痛舌燥脊股後廉痛

水強瀉之

瀉子 大戟　牵牛

瀉腑 澤瀉　猪苓　車前子　防己　茯苓

水弱補之

補母 人參　山藥

氣 知母　玄參　補骨脂　砂仁　苦參

血　黄柏　枸杞　熟地　鎖陽　肉蓯蓉　山茱肉　阿膠

五味

本熱攻之

下　傷寒少陰證口燥咽乾大承氣湯下之

本寒温之

温裏　附子　乾薑　官桂　蜀椒　白朮

標本寒解之

解表　麻黄　細辛　獨活　桂枝

標熱涼之

清熱　玄參　連翹　甘艸　猪膚

命門為相火之原天地之始藏精生血降則為漏升則為鉛主

三焦元氣　兩腎坎上下之二陰也命門中一畫之陽也

本病　前後癃閉氣逆裏急疝痛奔豚消渴膏淋精漏精寒赤白

濁溺血崩中帶漏

火強瀉之

瀉相火　黄柏　玄参　知母　寒水石　牡丹皮　地骨皮　生地　茯苓

火弱補之

益陽　附子　硫黄　丹砂　肉桂　天雄　陽起石　舶茴香　益智　烏薬　破故紙　川烏頭　沉香　蛤蚧　胡桃　当帰　巴戟天　覆盆子

精脱固之

澀滑　牡蠣　蛤粉　芡實　金櫻子　五味子　遠志　山茱萸肉

三焦爲相火之用分布命門元氣主升降出入游行天地之間總領五臓六腑營衛経絡内外上下右左之氣號中清之府上主納中主化下主出

本病諸熱瞀瘛暴病暴死暴瘖躁擾狂越譫妄驚駭諸血溢血

泄諸氣逆衝上諸瘡瘍痘疹瘤核

上热則喘滿諸嘔吐酸胸痞脇痛食飲不消頭上出汗

中热則善饑而瘦解㑊中滿諸脹腹大諸病有声鼓之如鼓上

下關格不通霍乱吐逆利

下热則暴注下迫水液渾濁下部腫滿小便淋瀝或不通大便

秘结下痢

上寒則吐飲食痰水胸痺前後引痛食已還出

中寒則飲食不化寒脹反胃吐水濕瀉不渴

下寒則二便不禁臍腹冷疝痛

標病惡寒戰慄如喪神守耳鳴耳聾嗌腫喉痺諸病胕腫疼酸

驚駭手大小指次指不用

實火瀉之

汗　麻黄　柴胡　葛根　荊芥　升麻　薄荷　羌活　石膏

吐　瓜蒂　淡鹽　虀汁

下　大黄　芒硝

虛火補之

上　人參　天雄　桂心

中　人參　黄芪　丁香　木香　草果

下　附子　桂心　硫黄　人參　沉香　烏藥　破故紙

本熱寒之

上　黄芩　連翹　梔子　知母　玄參　石膏　生地

中　黄連　連翹　生地　石膏

下　黄柏　知母　生地　石膏　丹皮　地骨

標熱散之

解表　柴胡　細辛　荊芥　羌活　葛根　石膏
胆屬木為少陽相火發生萬物為決斷之官十一臟之主
本病口苦嘔苦汁善太息澹澹如人将捕状目昏不眠
標病寒热往来痞瘧胸脇痛頭額痛耳痛鳴聾瘰癧结核馬刀
足小指次指不用
實火瀉之
瀉膽　龍胆草　牛膝　猪胆　生棗仁　生棗仁　黄連　苦茶
虚火補之
温膽　人参　細辛　半夏　炒棗仁　炒棗仁　當歸　地黄
本热平之
降火　黄芩　黄連　芍藥　連翹　甘草
鎮驚　黑鉛　水銀

標熱和之

和解　柴胡　芍藥　黄芩　半夏　甘艸

胃属土主容受為水穀之海

本病噎膈及胃中満腫脹嘔吐瀉痢霍乱腹痛消中善飢不消

食傷飲食胃管當心痛支兩脇

標病發熱蒸〻身前熱身前寒發狂譫語咽痺上齒痛口眼喎

斜鼻痛鼽衂赤瘡

胃實瀉之

湿熱　大黄　芒硝

飲食　巴豆　莪朮　神麴　輕粉　山査　阿魏　硇砂　欝金　三稜

胃虚補之

湿熱　蒼朮　白朮　半夏　茯苓　橘皮　生薑

寒温 乾薑 黄芪 附子 草果 官桂 丁香 肉豆蔻 人参

本热寒之

降火 石膏 地黄 犀角 黄連

標热解之

解肌 升麻 葛根 豆豉

大腸属金主变化為傳送之官

本病大便閉結泄痢下血裏急後重疸痔脱肛腸鳴而痛

標病齒痛喉痹頸腫口乾咽中如核鼽衄目黄手大指次指痛

宿食發热寒慄

腸寔瀉之

熱 大黄 芒硝 桃花 牽牛 巴豆 郁李仁 石膏

氣 枳壳 木香 橘皮 檳榔

腸虛補之

氣　皂莢

燥　桃仁　麻仁　杏仁　地黃　乳香　松子　當歸　蓯蓉

澀　白朮　蒼朮　半夏　硫黃

陷　升麻　葛根

脫　龍骨　白堊　河子　粟殼　烏梅　白礬　赤石脂
　　禹餘糧　石榴皮

本熱寒之

清熱　秦艽　槐角　地黃　黃芩

本寒溫之

溫裏　乾薑　附子　肉荳蔻

標熱散之

解肌　石膏　白芷　升麻　葛根

小腸主分泌水穀為受盛之官屬火

本病大便水穀利小便短小便閉小便血小便自利大便後血

小腹氣痛宿食夜热旦止

標病身热惡寒嗌痛頷腫口糜耳聾

實热瀉之

氣 木通 猪苓 滑石 瞿麦 澤瀉 燈艹

血 地黄 蒲黄 赤茯苓 丹皮 巵子

虛寒補之

氣 白术 楝實 茴香 砂仁 神麹 扁豆

血 桂心 玄胡索

本热寒之

降火 黄柏 黄芩 黄連 連翹 巵子

標熱散之
解肌　藁本　羌活　防風　蔓荊子
膀胱主津液爲胞之腑氣化乃能出號州都之官諸病皆干之
本病小便淋瀝或短數或黃赤或白或遺失或氣痛
標病發熱惡寒頭痛腰脊強鼻窒足小指不用
實熱瀉之
泄火　滑石　猪苓　澤瀉　茯苓
下虛補之
熱　黃柏　知母
寒　桔梗　升麻　益智仁　烏藥　山茱萸肉
本熱利之
降火　地黃　梔子　茵陳　黃柏　牡丹皮　地骨皮

標寒發之

發表 麻黃 桂枝 羌活 蒼朮 防己 黄芪 木賊

引經報使

手少陰心 黄連 細辛

足少陰腎 獨活 知母

手太陰肺 桔梗 葱白

足太陰脾 升麻 葛根

手厥陰心主 柴胡 丹皮

足厥陰肝 青皮 川芎

桂 細辛 升麻 白芷 蒼朮 白朮

吳茱萸 柴胡

手太陽小腸 藁本 黄柏

足太陽膀胱 羌活

手陽明大腸 白芷 石膏 升麻

足陽明胃 白芷 石膏 升麻 葛根

手少陽三焦 連翹 地骨中 柴胡 上 青皮 下附子

足少陽胆 柴胡 青皮

此頭第四卷經絡圖解分

藥之法而所載較多

録出以便奉看四月十六
日晩延閲岩太早多
風支秋笑望小萬多
未播種奈何
延年却病書雖已成方然
製方之妙尚欠叢明前七方十
剤録出以備覧觀

脉理四言舉要

宋南康崔嘉彥希範氏著
明蘄州李言聞子郁删補

脉乃血派氣血之先血之隧道氣息應焉資始于腎資生于胃陽中之陰本乎營衛營者陰血衛者陽氣營行脉中衛行脉外脉不自行隨氣而至氣動脉應陰陽之誼氣如橐籥血如波瀾血脉氣息上下循環初持脉時令仰其掌掌後高骨是謂關上關前為陽關後為陰陽寸陰尺先後推尋心肝居左脾肺居右兩腎命門居兩尺部關前一分人命之主神門決斷兩在關後男女脉同惟尺則異陽弱陰勝反此病至脉有七診曰浮中沉上下左右消息求尋又有九候舉按輕重三部浮沉各候五動寸候胸上關候膈下尺候于臍下至跟踝浮為心肺沉為腎肝脾為中州浮沉之間心脉之浮浮大而散肺脉之浮浮濇而短

右尺右腎也

肝脉之沉沉而弦長腎脉之沉、寔而濡脾胃屬土脉宜和緩
五臓分明六腑同看命門相火兩腎為根標應色絡上下同源
三焦歷絡皆有部分脉具十二法不同診包絡相火心部齊斷
小腸為腑虛實互現命門相火右尺先見膀胱為腑陰陽以判
肺居右寸大腸為腑肝居左関胆火以寓脾居右関胃脉与俱
惟有三焦診法更異相火所運臓腑餘地上焦胸上心肺喉咽
中焦胃腸肝胃並連下焦在腹下膀胱近焉寸関尺部分别互看
春弦夏洪秋毛冬石四季和緩是謂平脉太過寔強病生于外
不及虛微病生于内春得秋脉死在金日五臓准此推之不失
四時百病胃氣為本脉貴有神不可不審調停自氣呼吸定息
四至五至平和之則三至為寒遅、則為冷六至為數、即熱病
轉遅轉冷轉數轉熱遅數既明浮沉当别浮沉遅數辨内外因

外因于天内因于人天有陰陽風雨晦明人喜怒憂思悲恐驚
外因之浮則為表證沉裏遅陰数則陽盛内因之浮虚風所為
沉氣遅冷数熱何疑浮数表热沉数裏热浮遅表虚沉遅冷结
表裏陰陽風氣冷熱辨内外因脉證参别脉理浩繁總括于四
既得提綱引伸觸類浮脉法天軽手可得汎汎在上如捻葱葉
有力洪大来盛去悠無力虚大遅而且柔虚甚則散渙漫不收
有邊無中其名曰芤浮小為濡綿浮水面濡甚則微不尋任按
沉脉法地近于筋骨深深在下沉極為伏有力為牢實大弦長
牢甚則實愊愊而強無力為弱柔小如綿弱甚則細如蛛絲然
遅脉屬陰一息三至小駃于遅緩不及四二損一敗病不可治
兩息奪精脉已無氣浮大虚散或見芤革浮小濡微沉小細弱
遅細為濇往来極難易散一止止而復還結則来緩止而復来

代則来緩止不能回数脉屬陽六至一息七疾八極九至為脱
浮大者洪沉大牢寔往来流利是謂之滑有力為緊彈如轉索
数見寸口有止為促数見関中動脉可候厥〻動揺狀如小豆
長則氣治過于本位長而端直弦脉應指短則氣病不能滿部
不見于関惟尺寸候一脉一形各有主病数脉相兼則見諸證
浮脉主表裏必不足有力風熱無力血弱浮遅風虚浮数風熱
浮緊風寒浮緩風濕浮虚傷暑浮芤失血浮洪虚火浮微勞極
浮濡陰虚浮散虚劇浮弦痰食浮滑痰熱沉脉主裏主寒主積
有力痰食無力氣鬱沉遅虚寒沉数熱伏沉緊冷痛沉緩水畜
沉牢痼冷沉寔熱極沉弱陰虚沉細痺濕沉弦飲痛沉滑宿食
沉伏吐利陰毒聚積遅脉主臓陽氣潜伏有力為痛無力虚寒
数脉主腑主吐主狂有力為熱無力為瘡滑脉主痰或傷于食

下為畜血上為吐濇逆脉主血或中寒濕反胃結腸自汗厥逆逆
絃脉主飲病屬肝胆絃数多熱絃遲多寒浮絃支飲沉絃懸痛
陽絃頭痛陰絃腹痛緊脉主寒又主諸痛浮緊表寒沉緊裏痛
長脉氣平短脉氣病細則氣少大則病進浮長風癇沉短宿食
血虛脉虛氣寔脉實洪脉為熱其陰則虛細脉為濕其血則虛
緩大者風緩細者濕緩濇血少緩滑内热濡小陰虛弱小陽竭
陽竭惡寒陰虛發熱陽微惡寒陰微發熱男微虛損女微瀉血
陽動汗出陰動發熱為痛与驚崩中失血虛寒相搏其名為革
男子失精女子失血肺癰陽毒陽盛則促疝瘕積聚陰盛則結
代則脉氣或衰泄膿血傷寒心悸女胎三月脉之主病有宜不宜
陰陽順逆凶吉可推中風浮緩急寔則忌浮滑中痰沉遲中氣
尺厥沉滑卒不知人入臟身冷入腑身温風傷于衛浮緩有汗

寒傷于營浮緊無汗暑傷于氣脉虛身熱濕傷于血脉緩細濇
傷寒熱病脉喜浮洪沉微濇小證反必凶汗後脉靜身涼則安
汗後脉躁熱甚必難陽病見陰病必危陰病見陽雖困無害
上不至關陰氣已絶下不至關陽氣已竭代脉止歇臟絶傾危
散脉無根形損難醫飲食内傷氣口急滑勞倦内傷脾脉大弱
欲知是氣下手脉沉沉極則伏濇弱久深大鬱多沉滑痰緊食
氣濇血芤数大細濕滑主多痰絃主留飲熱則滑数寒則絃緊
浮滑兼風沉滑兼氣食傷短疾濕留濡細瘧脉自絃〻数者熱
絃遲者寒代散者折泄瀉下痢沉小滑弱實大浮洪發熱則惡
嘔吐反胃浮滑者昌絃数緊濇結腸者亡霍亂之後脉代勿訝
厥逆遲微是則可怕欬嗽多浮聚肺關胃沉緊小危浮濡易治
喘急息肩浮滑者順沉濇肢寒散脉逆證病熱有火洪数可醫

沉微無火無根者危骨蒸發熱脉数而虚熱而濇小必殞其軀
勞極諸虚浮耎微弱土敗雙弦火炎急数諸病失血脉必見芤
緩小可喜数大可憂瘀血内蓄却宜牢大沉小濇微反成其害
遺精白濁微濇而弱火盛陰虚芤濡洪数三消之脉浮大者生
細小微濇形脱可驚小便淋閟鼻頭色黄濇小無血数大何妨
大便燥結須分氣血陽数而實陰数而濇癲乃重陰狂乃重陽
浮洪吉兆沉急凶殃癇脉宜虚實急者悪浮陽沉陰滑痰数熱
喉痺之脉数熱遅寒纏喉走馬微伏則難諸風眩暈有火有痰
左濇死血右大虚看頭痛多弦浮風緊寒熱洪濕細緩滑厥痰
氣虚弦耎血虚微濇腎厥弦堅眞痛短濇心腹之痛其類有九
細遅從吉浮大延久疝氣弦急積聚在裏牢急者生弱急者死
腰痛之脉多沉而弦兼浮者風兼緊者寒弦滑痰飲濡細腎着

大乃腎虛沉寘悶肭脚氣有四遲寒数熱浮滑者生濡細者濕
痿病肺虛脈多微緩或濇或緊或細或耎風寒濕氣合而為痺
浮濇而緊三脈乃備五疸實熱脈必洪数濇微屬虛切忌發渴
脈得諸沉責其有水浮氣与風沉石或裏沉数為陽沉遲為陰
浮大出厄虛小可驚脹滿脈弦土制于木濕熱数洪陰寒遲弱
浮為虛滿緊則中寘浮大可治虛小危極五臟為積六腑為聚
實強者生沉細者死中惡腹脹緊細者生脈若浮大邪氣已深
癰疽浮数惡寒發熱若有痛處癰疽所發脈数發熱而痛者傷
不数不熱不痛陰瘡未潰癰疽不怕洪大已潰癰疽洪大可怕
肺癰已成寸数而寘肺痿之形数而無力肺癰色白脈宜短濇
不宜浮大唾糊嘔血腸癰寘熱滑数可知数而不熱關脈芤虛
微濇而緊未膿当下緊数膿成切不可下婦人之脈以血為本

陰却在裏陽却在外

血旺易胎氣旺雖妊少陰動甚謂之有子尺脉滑利妊娠可喜
滑疾不散胎必三月但疾不散五月可別左疾為男右疾為女
女腹如箕男腹如斧欲產之脉其至離經水下乃產未至勿驚
新產之脉緩滑為吉實大弦牢有證則逆小兒之脉七至為平
更察色證与虎口文奇經八脉其診又別直上直下浮則為督
牢則為衝緊則任脉寸左右彈陽蹻可決尺左右彈陰蹻可別
關左右彈帶脉当訣尺外斜上至寸陰維尺外斜上至寸陽維
督脉為病脊強癲癇任脉為病七疝瘕堅衝脉為病逆氣裏急
帶主帶下臍痛精失陽維寒熱目眩僵仆陰維心痛胸脇刺築
陽蹻為病陽緩陰急陰蹻為病陰緩陽急癲癇瘛瘲寒熱恍惚
八脉脉證各有所屬平人無脉移于外絡兄位弟乘陽溪列缺
病脉既明吉凶当別經脉之外又有真脉肝絶之脉循刀責責

心絶之脉轉豆躁疾脾則雀啄如屋之漏如水之流如盃之覆肺絶如毛無根蕭索麻子動搖浮沒之合腎脉將絶至如省客来如弾石去如解索命脉將絶蝦游魚翔至如湧泉絶在膀胱眞脉既形胃已無氣參察色證斷之以臆

附奇任八脉攷

陰維起于諸陰之交其脉發于足少陰築賓穴爲陰維之郄在内踝上五寸腨肉分中上循股内廉上行入小腹会足太陰厥陰少陰陽明于府舍在腹哀下三寸去腹中行四寸半上会足太陰于太横腹哀太横在腹哀下一寸五分腹哀在日月下一寸五分並去腹中行四寸有半循脇肋会足厥陰于期門直乳下一寸半上胸膈挾咽与任脉会于天突廉泉天突在结喉下四寸半宛宛中廉泉在结喉下二寸中央是穴凡一十四穴

[redacted]陽維起于諸陽之会其脉發于足太陽金門穴在足外踝

下一寸五分上外踝七寸会足少陽手陽交為陽維之郄在外踝上七寸斜屬三陽之間循膝外廉上髀厭抵少腹側会足少陽手居髎在章門下八寸監骨上陥中循脇肋斜上肘上会足陽明手足太陽于臂臑在肘上七寸両筋鏬陥中肩髃下一寸過肩前与手少陽会手臑会天髎臑会在肩前廉去肩端三寸宛ヽ中天髎在缺盆中上毖骨際陥中央卽其穴却会手足少陽足陽明于肩井在肩上陥中缺盆上大骨前一寸五分入肩後会手太陽ヽ蹻于臑俞在肩後大骨下胛上廉陥中上循耳後会手足少陽于風池在耳後髮際陥中上脳空承霊後一寸半夾玉枕骨下陥中承霊正営後一寸半正営目窓後一寸目窓臨泣後一寸臨泣在瞳人直上入髮際五分陥中下額与手足少陽陽明五脉会于陽白眉上一寸直瞳人相対循頭上入耳上至本神而止本神直耳上入髮際中凡三十二穴

王叔和曰寸口脉後少陰斜至太陽是陽維脉也動苦肌肉痺痒皮膚痛下部不仁汗出而寒又者顛仆羊鳴手足相引甚者

音顛与狂
同癲喜笑
常顛倒錯
也狂狂乱不
也心熱甚則
甚而顛肝熱
則怒而狂
陥陽則狂
附陰則癲
陽去見魅
脱陰者目盲
狂脉實大者
沈小者死癲之
前虛則生実
則死

失音不能言宜取客主人在耳前起骨上廉開口有空乃手足少陽陽明之会寸口脉従
少陽斜至厥陰是陰維脉也動苦癲癇僵仆羊鳴失音肌肉痺
癢應時自發汗出惡風身洗洗然也取陽白金門僕參
素問曰陽維之脉令人腰痛痛上怫怫然腫刺陽維之脉与太
陽合腨間去地一尺承山穴在兌腨腸下分肉間陥中可以刺七分又肉里之脉
令人腰痛不可欬欬則筋縮急刺肉里之脉為二痏陽維所過
分肉穴也在足外踝直上絶骨之端如後二分筋肉分間可刺
五分
陰維飛陽之脉令人腰痛痛怫怫然甚則悲以恐宜刺築賓穴
在内踝上一寸少陰之前与陰維之会
李瀕湖曰陽維之脉与手足三陽相維而足太陽少陽則始
終相聯附者寒熱之証惟二維有之故陽維為病亦苦寒熱蓋

痛者開為風衛氣晝行于陽夜行于陰陰虛則內熱陽虛則外寒邪氣在經
熱有發形內與陰爭而惡寒外與陽爭而發熱則寒熱之在表而兼太陽
合並重為疾
小兒為五癇為證者有汗當用桂枝無汗當用麻黃寒熱在半表半裏而兼少
有痛所屬脇痛陽證者當用小柴胡加減治之若夫營衛慄卑而病寒熱者黃
癇為羊肝
癇為犬脾芪建中及八物湯之類主之潔古獨以桂枝屬之陽維未備也
癇為牛肺陰維心痛潔古以三陰溫裏之藥治之則寒中三陰者宜矣而
痛者以雜三陰熱厥作痛亦未盡也蓋三陰維之脈雖交三陰而行實與
腎痛者籍任脈同歸故心痛多屬少陰厥陰任脈之氣上衝而然暴痛無
者則卒往側
作厥相引手熱久痛無寒按之少止為虛不可按近為實凡寒痛兼少陰任
之搐搦口吐
涎沫食頃乃脈者四逆湯兼厥陰者當歸四逆湯兼太陰者理中湯主之凡
延治宜用清
神丹後用胃熱痛兼少陰任脈者金鈴散延胡索散兼厥陰者失笑散兼太
每陰者承氣湯主之若營血內傷兼夫任衝手厥陰者則宜四物

湯養榮湯妙香散之類因病藥之則陰陽靈寬庶乎其不差矣

右陽維陰維

陰蹻者足之少陰之別脉其脉起于跟中足少陽然谷穴之後然谷

在內踝前下一寸陷中同足之少陰循內踝下照海穴在內踝下五分上內踝之上

二寸以交信為郄交信在內踝骨上少陰前太陰後廉筋骨間直上循陰股入陰上

循胸裏入缺盆上出人迎之前至咽嚨交貫衝脉入頄內廉上

行屬目内眥与手足太陽足陽明陽蹻五脉会于睛明而上行

睛明在目內眥外一分宛〻中凡八穴

陽蹻者足太陽之別脉起于跟中出于外踝下足太陽申脉穴

在外踝下五分陷中容爪甲白肉際當踝後遶跟以僕參為本在跟骨下陷中拱足得之上外

踝上三寸以附陽為郄在外踝上三寸足太陽之穴也直上循股外廉循脇

後胛上会手太陽〻維于臑俞在肩後大骨下胛上廉陷中上行肩髆外廉

會手陽明于巨骨（在肩尖端上行両叉骨罅間陥中）兩會手陽明少陽于肩髃（在髆骨頭肩端上兩骨罅陥宛宛中舉臂取之有空）上人迎夹口吻会手足陽明于任脉于地倉（夹口吻旁四分外如近下有微脉動處）同足陽明上而行巨窌（夹鼻孔旁八分直瞳子平）水溝復会任脉于承泣（在目下七分直瞳子陥中是其穴）至目内眥与手足太陽足陽明陰蹻五脉会于睛明穴從睛明上行入髮際下耳後入風池而终（風池在耳後夹玉枕骨下髮際陥中）凡二十二穴

王叔和云寸口脉（前部）左右彈者陽蹻也動苦腰背痛又為癲癇僵仆羊鳴悪風偏枯㾓痺自體強微濇為風癇並取陽蹻附陽穴（在外踝上三寸直绝骨是穴）寸口脉後手部左右彈者陰蹻也動苦癲癇寒热皮膚淫痺又為少腹痛裏急腰及髖窌下相連陰中痛男子陰疝女子漏下不止（髖髀骨也窌腰下穴也）又昌陽之脉令人腰痛痛引膺目䀮䀮然甚則反折舌卷不能言刺内筋為三痏在内踝上

太筋前太陰後上踝二寸所內筋即陰蹻之郄交信穴也

素問曰邪客于足陽蹻之脉令人目痛從内眥始刺外踝之下半寸所各二痏即申脉也左刺右右刺左

靈樞曰目中赤痛從内眥始取陰蹻交信穴又曰風痙及折先取足太陽及膕中及血络出血若中有寒邪取陰蹻及三毛上及血络出血足太陽京骨穴在足外側小指本節後大骨下赤白際陷中針三分灸七壯膕中委中穴也在曲膝後横紋中針三分陰蹻取交信穴見前三毛大敦穴也在足大指外側三毛中肝脉之井也針三分灸三壯血络者視其處有络脉盛滿者出其血也又曰陰蹻陽蹻陰陽相交陽入陰〻出陽交于目鋭眥陽氣盛則瞋目陰氣盛則瞑目熱厥取足少陽太陽

張潔古曰蹻者捷疾也二脉起于足使人蹻捷也陽蹻在肌肉之上陽脉所行通貫六腑主持諸表陰蹻在肌肉之下陰脉所行通貫五臟主持諸裏陰蹻為病陰急則陰厥脛直五络不通

表和裏病陰病則熱可灸照海陽陵泉在膝下一寸䯒外廉陥中足少阳之合也
陽病蹻為病陽急則狂走目不昧表病裏和陽病則寒可針風
池風府風府在項後入髮際大筋宛〻中在陽表者当汗之在陰裏者当下之
癲、癇晝發灸陽蹻夜發灸陰蹻素問曰腰痛不可舉者申脉僕
叅舉之又曰会陰之脉令人腰疼痛上漯〻然汗出汗乾令人
欲飲〻已欲走刺直陽之脉上三痏在蹻上郄下五寸横居視
其盛者出血陽氣不瞑用半夏湯飲之

右陰蹻陽蹻

衝為任脉之海又曰血海其脉与任脉皆起于少腹之內胞中
其浮而起者起于氣衝一名氣冲在少腹毛中兩旁各二寸横骨兩端動脉宛〻中足陽明胃経穴也
並足陽明少陰二経之間循腹上行至横骨足陽明去腹中行二寸少陰去腹中
行五分衝脉行于二経之間也。横骨在陰上侠臍左右各五
横骨中宛如偃月去腹中行一寸半

分上行歷太赫横骨上一寸去腹中行一寸半氣穴即胞門一名子戶太赫上一寸去腹中行一寸半少
陰衝脉之会四滿氣穴上一寸中注四滿上一寸肓俞中注上一寸商曲肓俞上一寸石
關商曲上一寸陰都石關上一寸通谷陰都上一寸幽門通谷上一寸夾巨闕兩旁各五分陷中
至胸中而散凡二十四穴
李東垣曰秋冬之月胃脉四道為衝脉所逆脇下少陽脉二道
而反上行名曰厥逆其證氣上衝咽不得息而喘息有音不得
卧宜調中益氣湯加吳茱萸五分隨氣多少用之夏月有此乃
大熱之症用黄連黄柏知母各等分酒洗炒為末白湯和丸每
服一二百丸空心白湯下即以美膳壓之不令停留胃中直下
下元以瀉衝脉之邪也此病隨四時寒熱温涼治之又云凡逆
氣上衝或兼裏急或作躁熱皆衝脉逆也若内傷病宜補中益
氣湯加炒柏炒連知母以泄衝脉凡腎火旺及任督衝三脉盛

者則宜用酒炒黄柏知毋亦不可久服恐妨胃也。或腹中刺
痛或裏急宜多用甘草或虚坐而大便不得者皆属血虚血虚
則裏急宜用當歸。逆氣裏急膈咽不通大便不行者宜升陽
瀉熱湯主之 方見蘭室秘藏 麻木厥氣上衝逆氣上行妄聞妄
見者宜神功丸主之 見蘭室秘藏
孫真人千金方欬嗽手足厥逆氣從小腹上衝胸咽其面翕熱
如醉因復下流陰股小便難時復冒者寸脉沉尺脉微宜茯苓
五味子各二兩桂心甘草各一兩水煎服以治其氣衝胸滿去
桂心
程篁墩云太宰僕病膻中痛喘嘔吞酸臍上一点氣上至咽喉
如冰每子後申時輒發醫以為大寒不效祝橘泉曰此得之大
醉及厚味過多子後申時相火自下騰上故作痛也以二陳加

芩連卮子蒼朮数飲而愈

李東垣曰暑月病甚則傳腎肝爲痿厥痿乃四肢痿軟厥乃四肢如火或如冰心煩衝脉氣逆上甚則火逆名曰厥逆故二病多相須也任曰下氣不足則痿厥心悗宜以清燥去濕熱之藥或生脉散合四苓散加酒洗知柏以泄其濕熱

瀕湖李氏曰濕熱成厥不足中有餘也宜滲泄之藥若精血枯涸成痿不足中之不足也全要峻補之藥

張仲景曰傷寒動氣在右不可汗ヽヽ之則衄而渴心苦煩飲水即吐（先以五苓散次以竹葉湯）不可下ヽヽ之則津液内竭頭眩咽燥鼻乾心悸（竹葉湯）動氣在左不可汗ヽヽ之則頭眩汗不止筋惕肉瞤此爲難治（或先用防風白朮牡蠣湯次用小建中湯）不可下ヽヽ之則腹裏拘急不止動氣反劇身雖有熱反欲拳（先服甘草乾薑湯次服小建中湯）動氣在上不可汗汗

之則氣上衝正在心端（李根湯）不可下〻之則掌握熱煩身熱汗泄欲水自灌（竹葉湯）動氣在下不可汗〻之則無汗心中大煩骨節疼頭疼目運惡寒吐穀（先服大陳皮湯次用小建中湯）不可下〻之則腹滿卒起頭眩食則下清穀心下痞堅（甘艸瀉心湯）

瀬湖曰此乃臍之左右上下有氣築〻然牢而痛正衝任足少陰大陰四經病也

右衝脉

任為陰脉之海其脉起于中極之下少腹之内会陰之分（在兩陰之間）向上行而外出循曲骨（横骨上毛際陷中）上毛際至中極（臍下四寸膀胱之募）同足厥陰太陰少陰並行腹裏循関元（臍下三寸小腸之募三陰任脉之会）歴石門（即丹田一名命门在臍下二寸其穴乃三焦募也）氣海（臍下一寸宛〻中男子生氣之海）会足少陽衝脉于陰交（臍下一寸当膀胱上口三焦之募）循神闕（臍中央）水分（臍上一寸当小腸下口）

会足太陰于下脘（臍上二寸当胃下口）歴建里（臍上三寸）会手太陽少陽足陽明于中脘（臍上四寸胃之募也）上上脘（臍上五寸）巨闕（鳩尾下一寸心之募也）鳩尾（蔽骨下五分）中庭（膻中下一寸六分陥中）膻中（玉堂下一寸六分直両乳中間）玉堂（紫宮下一寸六分）紫宮（華蓋下一寸　寸有六分）華蓋（璇璣下一寸）璇璣（天突下一寸）上喉嚨会陰維于天突廉泉（天突在結喉下四寸宛宛中　廉泉在結喉上舌下中央穴）上頤循承漿与手足陽明督脉会（唇下陥中）環唇上至下齗交復出分行循面繋両目下之中央至承泣而終（目下七分直瞳子陥中二穴）凡二十七穴

任脉之病上気有音者治其缺盆中（謂天突穴也陰維任脉之会刺一寸灸三壮）

曰寸口脉来緊細実長者至関者任脉也動苦少腹繞臍下引横骨陰中切痛取関元治之

右任脉

督乃陽脉之海其脉起于腎下胞中至少腹乃行于腰横骨圍

之中央繫溺孔之端男子循莖下篡女子絡陰器合篡間倶繞
篡後屏翳穴前陰後陰之間別繞臀至少陰与太陽中絡者合少陰上
股内廉由会陽在陰尾尻骨兩旁凡二穴貫脊会于長強穴在骶骨端与少
陰会並脊裏上行歴腰俞二十一椎下陽関十六椎下命門十四椎下懸枢十三
椎下脊中十一椎下中枢十椎下筋縮九椎下至陽七椎下霊臺六椎下衝道五椎
下身柱三椎下陶道大椎下大椎一椎下与手足三陽会合上瘂門項後
入髮際五分会陽維入繫舌本上至風府項後入髮際一寸大筋内宛宛中会足太
陽〻維同入脳中循脳戸在枕骨上強間百会後三寸後頂百会後一寸半上巓
歴百会項中央旋毛中前頂百会前一寸半顖会百会前三寸上星顖会前一寸至神庭
顖会前二寸直鼻上入髮際五分為足太陽督脈之会循額中至鼻柱任素髎
鼻準頭也水溝即人中会手足陽明至兌端在唇上端入齗交上齒縫中与任脈
足陽明交会而終凡三十一穴督脈別絡自長強走任脈者由

小腹直上貫臍中央上貫心入喉上頤環唇上繋兩目之下中央会太陽于目内眥睛明穴上額与足厥陰同会于巓入络于腦又別自腦下項循肩胛与手足之太陽少陽会于大椎椊第一椎下兩旁去脊中一寸五分陥中内挟脊抵腰中入循膂络腎

素問曰督脉生疾従小腹上衝心而痛不得前後為衝疝女子為不孕癃閉遺溺嗌乾治在骨上（謂腰横骨上毛際中曲骨穴也）甚者在臍下營（臍下一寸陰交穴也）

痓病属太陽經先風又感寒濕二發熱惡寒傷寒柯似但項背強硬口噤如痛無汗為剛痓有汗為柔痓也大黄湯防風湯為汗

張仲景曰脊強者五痓之總名其證卒口噤背反張而瘛瘲諸藥不已可灸身柱大椎陶道穴

王叔和曰尺寸俱浮直上直下為督脉腰背強痛不得俛仰大人癲病小兒風癇又曰脉来中央浮直上下動者督脉也苦背腰膝寒大人癲小兒癇宜灸頂上三壯

痓也桂枝加芍防風湯之痓已痓也

右督脉

帯脉者起于季脇足之厥陰之章門穴同足少陽循帯脉穴章門足厥陰少陽之会在季肋骨端肘尖盡處是穴帯脉穴属足少陽在季脇下一寸八分陥中圍身一周如束帯然

又与足少陽会于五枢帯脉下三寸維道章門下五寸三分凡八穴

明堂曰帯脉二穴主腰腹縦溶ゝ如嚢水状婦人小腹痛裏急後重瘈瘲月事不調赤白帯下可鍼六分灸七壮

仲景曰大病瘥後腰以下有水氣牡蛎沢瀉散主之不已灸章門穴

王海蔵曰小児癩疝可灸章門三壮而愈又曰女子任病血枯崩久而成枯者宜渋之益之血閉久而成竭者宜益之破之破血有三始則四物入紅花調黄芪肉桂次四物入紅花調鯪鯉桃仁桂童便和酒服末四物入紅花調易老没薬散

内経曰赤白帯者因思想無窮所願不得意淫于外入房太甚
发為筋痿及為白淫白淫者白物淫衍如精之状男子因溲而
下女子綿〻而下也皆従湿热治之与治痢同法赤白痢乃邪
热傳于大腸赤白帯乃邪热傳于小腸也

右帯脉

瀕湖曰此奇経八脉不在十二経十五絡之内盖陰脉営于五
藏陽脉営于六腑陰陽相貫如環無端莫知其紀終而復始其
流溢之氣入于奇経轉相灌溉内温藏腑外濡腠理秦越比之
天雨降下溝渠溢満霶沛妄行流于湖澤此发霊素未发之秘
旨矣

後言赤痢白
腸来白痢自
腸来者赤白
属太腸赤白
属小腸与前
合耶盖痢
大腸帯帯白
腸而寛〻小腸
之表裏大〻色
大腸与肺表
裏〻色白赤
是痢与帯同

乾隆二十八年四月十七日

昔大雷雨降簷溜滴滴聽聽要悉此參脈訣最為明白可与三參闡微相參後人脈病證互補圖解術未備因附錄成帙以為養生

之一助東坡守拙居士
自記於老衕書屋

明易調經胎產秘書

明易調經胎産秘書

該書爲婦科胎産醫書，清錢登穀原撰於清乾隆間，錢繩英輯補於民國初。該輯補本原計劃八卷，實際完成七卷，今影印底本爲其稿抄本。

形制

索書號一三一八七六。存四册，七卷。書經修補爲『金鑲玉』本，版框高二十點五釐米，寬十四點八釐米。每半葉十行，行二十三至二十八字不等。白口，四周雙邊（上下雙邊呈波浪狀），無魚尾。朱絲欄。行書抄寫。

封面無書名。書首爲『調經胎産秘書跋』，跋尾署名殘缺（殘存『陰錢繩』右半邊）。次爲『明易調經胎産秘書總目／山陰錢登穀升樾著輯／山陰後學錢繩英雄偕補輯』，其下有一方陰文朱印『周赤之印』。稿抄本『玄』字及相關字均不缺筆。

内容提要

據該影印底本『總目』下署名，此書原作者爲『山陰錢登穀升樾』，即今浙江紹興人錢登穀，字升樾。《紹興醫學史略》介紹，紹興錢氏女科，乃浙江女科四大家（其他三家爲蕭山竹林寺、海寧陳氏、寧波宋氏）之一[一]。紹興錢氏女科始祖源自南宋，至錢象坰（字承懷）爲錢氏十四代醫。其子錢廷選爲十五代，其孫錢登穀爲第十六代。錢象坰爲清康熙間人，則錢登穀的主要活動期間當在乾隆間。

關於錢登穀的事迹，在影印底本『調經胎産秘書跋』中有簡略介紹：『吾越升樾錢先生，以胎産名醫，爲浙東國手。著《胎産》一書，膾炙人口。觀其治胎前，悉以安胎飲爲主，治産後悉以生化湯爲主，隨症加減，按病論治。』其學術見解主要見於原書第二、第三册。第一、第四册爲後人補輯。

據該書總目下署名有『山陰後學錢繩英雄偕補輯』。關於補輯者的姓氏，或作『錢繩英』[二]，若按此説，則錢氏當字『雄偕』。此人即是『調

〔一〕轉引自何時希：《中國歷代醫家傳録》（下），北京：人民衛生出版社，一九九一年，第三三〇至三三一頁。

〔二〕中醫研究院、北京圖書館編：《中醫圖書聯合目録》，北京圖書館出版社一九六一年鉛印本，第三四九頁。

經胎産秘書跋』的作者。由於書後跋語的年代被人有意撕去，故不明其作序年。從該稿抄本不避清諱（所有的『玄』『眩』等都不缺末筆）可知是民國稿抄本。抄者云：『錢先生《胎産》一科，簡約明允，無出其右者，是誠秘本。但其中稍有缺略，今爲增補，俾臨症者得備參觀，仍注明增補二字，不敢混真也。復采種子調經經驗等方，皆出自名家論□□，亟爲增訂，以爲女科之全書。』

據錢繩英的跋語，再考察該書，則知此書乃清乾隆間錢登穀原著，民國間錢繩英再爲之訂補。此書屬於未能訂補完畢的稿抄本。其原計劃分八卷，其中七卷基本完成，第八卷屬於『待輯』，有目無文。該書四册，第一册含卷一『廣嗣真詮』、卷二『調經指掌』，此兩卷都屬於錢繩英增補，即該書跋語所説『復采種子調經經驗等方』的部分。其中卷二又主要依據明萬密齋《萬氏女科》卷一『調經章』的結構與内容予以增補。第二册含卷三『安胎舉要』（針對胎前的種種安胎措施與疾病調治）、卷四『臨産須知』（内容爲婦女分娩過程的調護或治療）。第三册含卷五『産初論治法』（初産調護及常見病治療）、卷六『産後方症解』（産後常見病治療）。其中卷六是全書的重點，共載病證五十條，但從第十七條開始被錯簡到第四册之後半部。以上第二、第三兩册中的四卷應該是錢登穀原著的主要部分。第四册爲卷七『雜病婦人方』，亦屬錢繩英增補，主要内容爲婦女非妊娠分娩期的各種疾病調治法。該册後半部除錯簡到第四册的三十五條産後諸疾之外，還有錢繩英增補的若干産後諸證治療及備用方。

著録及傳承

該書未見清代書志記載。首次著録於《中醫圖書聯合目録》（書序號三七九四），云『明易調經胎産秘書七卷/（清）錢登穀撰，錢繩英補/撰年未詳』〔一〕。該書著録北京圖書館藏清抄本，上海第二醫學院藏抄本。然據此書不避清諱可知，國圖所藏亦爲民國抄本。此後《全國中醫圖書聯合目録》〔二〕著録此書（書序號〇七一一八），除因襲《中醫圖書聯合目録》著録内容外，將成書年附繫於一九一一年，將上海第二醫學院所藏亦定爲清抄本。後《中國中醫古籍總目》〔三〕亦著録此書（書序號〇七九六五），除因襲《全國中醫圖書聯合目録》著録内容外，誤將『七卷』改爲『八卷』。此外，《中國中醫古籍總目》還著録了著者佚名的近似抄本《明易婦産諸症醫方》八卷、《明易胎産醫方》八卷、《明易胎前辨論諸症醫方》等醫書，這些書籍與本書有無關係，尚未及考察。

〔一〕中醫研究院、北京圖書館編：《中醫圖書聯合目録》，北京圖書館出版社一九六一年鉛印本，第三四九頁。

〔二〕薛清録主编：《全國中醫圖書聯合目録》，北京：中醫古籍出版社，一九九一年，第四六六頁。

〔三〕薛清録主编：《中國中醫古籍總目》，上海：上海辭書出版社，二〇〇七年，第五八四頁。

調經胎產秘書跋

吾越　升磁錢先生。以胎產名醫。為淅東國手。著胎產一書。膾炙人口。觀其治胎前。悉以安胎飲為主。治產後。悉以生化湯為主。隨症加減。按病論治。症既備悉。論極詳明。使讀者洞若觀火。以之救危急起沉痾。靡不應手取效。如鼓應桴。誠再時之青囊。濟世之靈丹也。予因多病。博覽醫書。汗牛充棟。不可勝紀。而錢先生胎產一科。簡約明允。無出其右者。是誠秘本。但其中稍有缺畧。今為增補。俾臨症者得備參觀。仍註明增補二字。不敢混真也。復採種子。調經〻驗等方。皆出自名家論刊……亟為增訂。以為女科之全書。學者苟能精思熟玩。神而明之。治女科者。不殊是書。幸毋視為尋常。等靈珠于魚目。棄琳琅如碔砆也。貽我子孫。珍之毋忽。

明易調经胎産秘書總目

山陰錢登穀升遜著輯

山陰後學錢纚英維偕補輯

五巻　○○　産初論治法

六巻　○○　産後方症解

七巻　○○　雜病婦人方　増訂

八巻　待輯

○○　雜病経驗方　増訂　待輯

氣虛有痰竹瀝姜汁　食少白朮　足厥冷附子

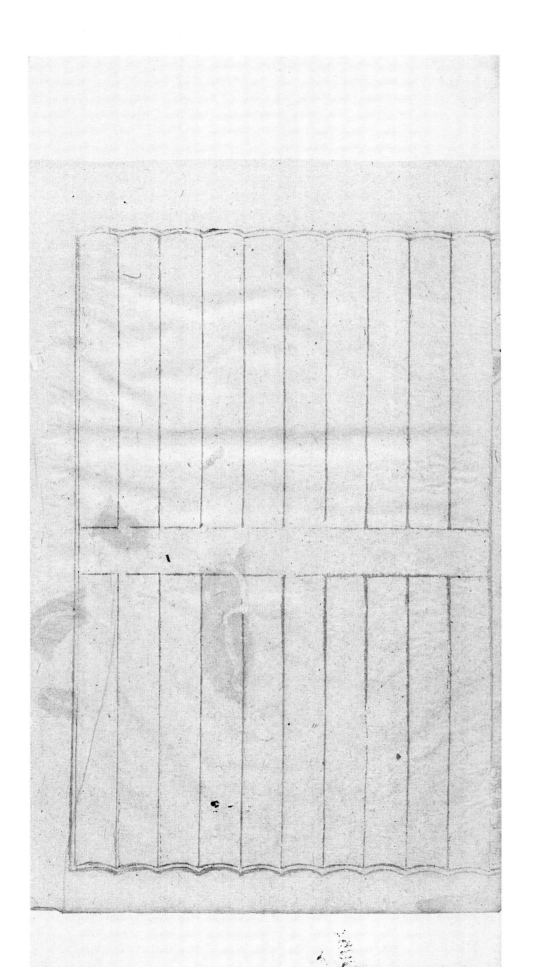

廣嗣真銓目録

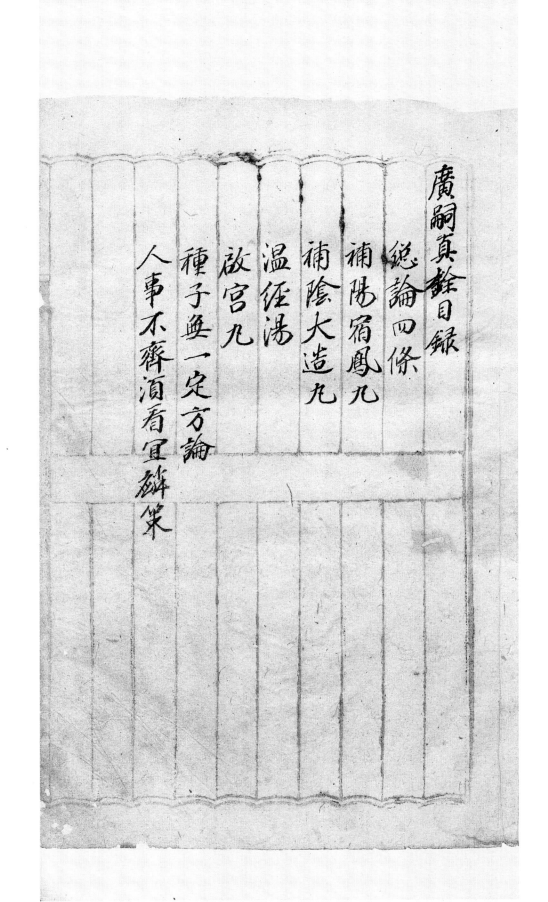

妇人阴中挺出一条状如蛇形者名阴挺由脾经虚弱或产后因怒受风所致初宜服逍遥散
加荆防次宜服补中益气汤既服龙胆泻肝汤外用蛇床子煎汤熏洗之
阴户肿而作痛者名阴肿由劳伤血分所致宜四物汤加丹皮泽泻花粉柴胡服之或用枳壳
石菖蒲当归葱白煎服
阴疮外生疮溃内生小虫作痒者名阴蚀由胃虚积郁所致宜四物汤加石菖蒲龙胆草
黄连木通服之外宜炎蒸猪肝相似女虫入藏腑宜逍遥散芦荟丸
阴户开而不能闭痒痛出水者名阴脱由忧思太过所致宜逍遥散或归脾汤俱加
柴胡栀子白芍丹皮服之由产后得者补中益气汤加五味子白芍药外用荆芥虎
诃子文蛤大剂煎汤熏洗
子宫脱出者名阴痔由气血俱虚所致宜补中益气汤加益母草服之亦有因思虑
不遂肝气郁结而成者加木香宜逍遥散加木香丹皮栀子

一四六

第一卷 廣嗣真詮

經云腎為藏精之府五藏皆有藏精並無停泊于其所盖人未交媾時精涵于血中交媾之際慾火動極則周身流行之血至命门化精而泄焉左為腎屬水右為命门屬火一水一火一龜一蛇互相橐籥膀光為左腎之腑三焦有脂膜如掌大正與膀光相對有二白脉自中而出夾脊而上灌于腦上焦在膻中内應心中焦在中脘内應脾下焦在臍下即腎間動氣人身之血散于三焦晝夜流行各有常度慾事既作命门火動翕撮三焦一身之血至命门化為精而輸將以去人之血盛則周身流注生子必肖其父血微則形骸有不貫之處生子不能相肖血枯則不能育矣

真氣已虧惟藉飲食以滋生精血若不能秘保未至中年五衰尽見百脉俱枯雖泄而不能成胎即成胎而不能壽考矣是以祈嗣者務貴养其精遠則経年独宿近則数月男寡慾則实女寡慾則虚以实投虚無不中的焉

聚精之精道有五慎焉一曰寡慾今之言养身者多云採陰補陽此為大謬凡男女交媾必搖其腎々動則精血隨之而流外雖不泄精已離宮雖能堅忍必有真精数點隨陽之痿而出如火之有烟燄豈能復返于薪哉是故寡慾當服独睡凡 一曰節労凡日用損益之事皆当深戒耳目心思當隨事而節之則血得其养而與日俱積矣 一曰息怒主秘藏者腎也司疏泄者肝也二藏

皆看相火而其一系上繫于心心者君火怒則傷肝而火動動則
疏泄而秘藏不得其職雖不交媾亦暗流而耗盡矣 一曰戒酒
酒能動血一夜大醉精遂薄矣蓋酒能傷神耗血又能乱血損胃
煉精發怒助慾動火生痰醉飽就床熱壅三焦停濕動火傷
心損目因而致病者多矣 一曰慎味精不足者補之以味然
醲郁之味不能生精惟恬淡之味乃能補精耳蓋稼穡
作甘甘為土味藥則耆朮地黃枸杞食則穀味粥飯之類最
為有益
天地生物必有絪縕之時萬物化生必有樂育之候如猫犬
至微將受妊也其雌必狂呼而奔跳識以絪縕樂育之氣觸

之而不能自止耳此天地自然之節候生化之真機也世人種

子訣有云三十時辰両日半二十八九君須算落紅將

盡是佳期經水過時体霍乱女子經水來必両日半始淨當二十八九時辰落將絕淨子宮開而納精值

佳期必然受孕也如不淨而交必致成病慎之此特言其大概非的論也經云一月止有一日一日止

有一時凡婦人一月經行一度必有一日氤氳之候蒸而熱昏而悶有欲

交媾而必不可忍者此的候也于此逆而取之則丹成順而施之則孕成

當其情慾濃動之時子宮有蓮花蕊者不據經盡幾日自然挺出陰

中如花蕊始開內人洗下体以手探之自知也但害羞而不肯言耳

男子預察告之令其自言一弄即中矣

男子八八六十四歲而天真竭過數而能生子者稟賦厚而精足也女子

七七四十九歲而天癸斷過期而有孕育者衝脉旺而血盛也然衰年欲昌嗣續各有道焉衰翁必須異床息火绝無暗流損泄更加藥餌助神固真以候经净佳期種子斯乾元資始之本厚也弱婦成孕必須月服安胎飲二十餘帖以培衰弱天真斯坤元資生之源充也後載補衰翁弱婦先天不足二方经驗極多

○補陽宿鳳丸

人參两 白术两 茯苓两 黄芪两 炙甘两 山药两 山茱萸两

熟地两 生地两 川芎两 白芍两 杜仲两 牛膝两 破故紙两

陳皮两 麦冬两 天冬两 五味两 虎骨两 黄柏两 知母两

肉蓯蓉两 巴戟天两 枸杞三两 當歸二两

用十年上陳綠鶏一隻蒸去皮油取肉骨焙燥合諸药煉蜜為丸

○補陰大造丸

紫河車一具 人參一両 山药一両 熟地一両 當帰一両 麦冬八个

枸杞一両 杜仲半 牛膝半 石斛八分 銀柴胡八半 胡黄連半

黄柏半

另將麦冬、地黄先搗如泥加蒸熟紫河車亦搗後入药末勻搗為丸

温經湯 行經時連服両三劑易能成孕

○全當帰二錢 白芍八个 川芎八个 半夏一錢 陳皮一錢

香附一錢 烏药八个 秦艽八个 青皮七个 紅花八个

木通一錢 加姜煎

婦人肥盛者每多不孕。以子宮脂滿壅塞。痰盛氣滯。故不能受胎也。當消痰理氣活血。以開其塞滯。則能妊矣。宜服啟宮丸。

白朮 茯苓 川芎 香附 半夏

橘紅 神曲 炙甘 粥丸服

種子之方。本無定軌。因人而藥。各有所宜。故凡寒者宜溫。熱者宜涼。滑者宜澀。虛者宜補。去其所偏。則陰陽和而生化著矣。今人不知此理。但知傳方。豈宜于彼者。亦宜于此耶。

更有人事之不齊者。以致陰陽不和。不能孕育。世俗頗多。其間挽回造化。自有玄機。非药餌之所能治。當詳看景岳全書中宜麟策。

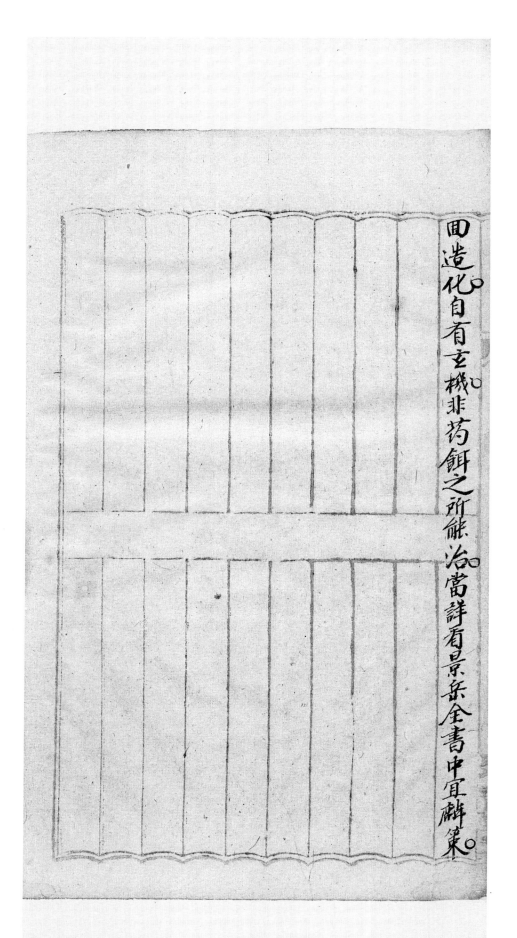

調經指掌目録

经色紫淡

经闭血枯

潮热

崩漏

塊痛

石瘕肠覃

白带白濁白淫辨症

淋症

热入血室

血风劳症

经挟外感

经挟内伤

经行異色

经行異度

经来異形

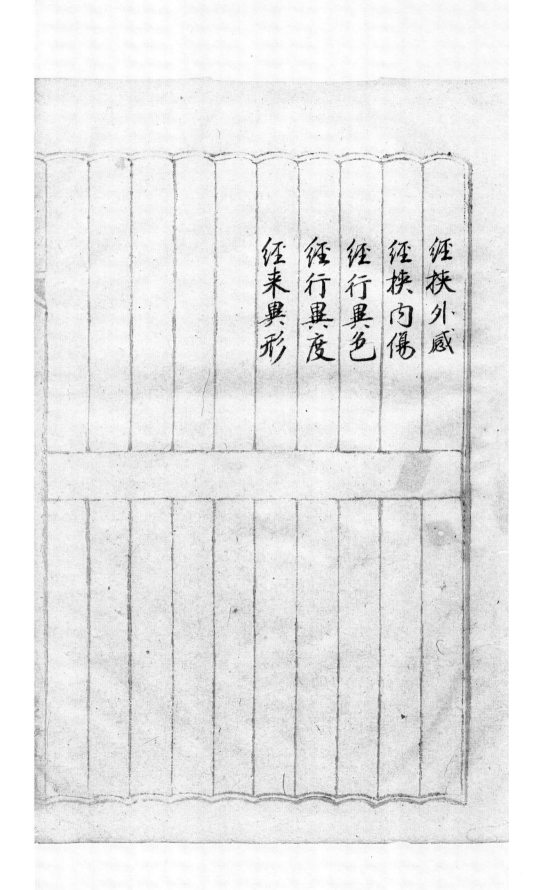

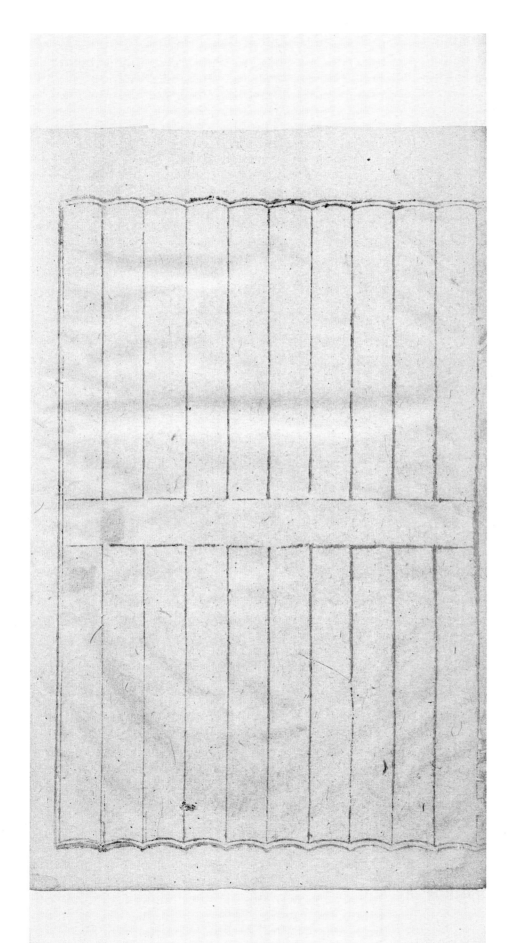

第二巻調经精掌

婦女得陰柔之体以血為本如水之行地陽氣若風之旋天故風行水動氣暢血調自然之理也经云女子二七而天癸至任脉通太衝脉盛月事以時下交感則有子矣如月水愆期諸疾蜂起急宜調治若考古方但耗其氣血而調其经豈理也哉夫太衝者氣也任脉者血也惟使氣血調和升降得宜自然無病故经曰氣升血升氣降血降隨氣升降無有暫息如耗其真氣則血無所施正氣虛而邪氣勝血病由此而生如破其血室則氣無所附陰氣虛而邪氣勝氣病由此而生氣血不平経何以調況心生血脾统血惟养其心而血自生实其脾而血自足矣

凡女子二七無经思濁之資也思則血不通其心濁則氣或辟其志若

行而不来是元氣虛也雖二三月之隔一年半年之閉不可擅用通経之
剤傷以血室當以和血為主使血足而経自行氣旺而血自旺矣
血旺則経調而子嗣身体之盛衰無不肇端于此
男子以精固為安女人以経調為健女人自生日起至五千四百八十日而
天癸至由是身中血脈周流如地之水脈浸潤乃一月一経外應潮候
亦名曰信謂其應時而不失也或有愆期是為有病　評云婦人天
癸有常経血滿衝任按月行不及期来知是熱過期血少是分明
若紅色淡因痰滞熱極来多紫黒形氣滞臨行先作痛血虛行
過腹中疼去多不住加凉药来少無疼大補營　血閉経詳虛與実
血枯氣隔熱痰因
婦人女子経脉不行多有脾胃損傷而致者不可便作経閉而輕用破血

須察其脾胃或因飲食損傷中氣以致血不行只宜理脾用白朮為君茯苓白芍為臣佐以黃芪甘草當歸川芎陳皮麥芽等藥使脾旺血生而經自行矣如脾胃無病果有血塊方議行血

岐伯曰若過行經最宜謹慎否則與產後症相類若被驚怒勞後則氣血錯亂經脈不行多致勞瘵等症若逆于頭面肢體之間則疼腫不寧若怒氣傷肝則頭暈脇痛嘔血瘰癧癰瘍若經血內滲則竅穴淋瀝無已凡此亦侵外淫而變症百出犯時微若秋毫患成重如泰山可不畏哉博濟方云夫人將攝順理則血氣調和六淫不能為害若勞傷血氣則風冷乘之脾胃一傷飲食漸少營衛日衰肌膚黃燥而無光澤

若入大腸則下痢若入胸元則绝嗣故婦人病有廿六種皆由衝任勞損所致衝任之脉為十二经之会其病皆見于少陰太陽之经當于此候之

婦人以血為主天真氣降血脉流行一月一見其来有常故曰月经或外被風寒暑湿燥熱或内傷生冷或七情鬱结為痰為瘀凝滞于内曰血滞或用力太過入房太甚或服食燥熱以致火動邪氣盛而津液衰曰血枯若經後被驚氣血錯乱而妄行逆上則出于口鼻水血相搏則為水腫怒極傷肝則有眩暈嘔血瘰癧癰瘍等病湿熱相搏則為崩漏凝结于内則為癥瘕变症百出不出血滞與血枯而已血滞经闭宜破者原

因飲食熱毒或暴怒凝瘀積痰直須大黄芒硝之類推陳致新俾旧血消而新血生矣若氣旺血枯起于勞役憂思却宜溫補或兼痰火湿熱尤宜清之凉之每以肉桂為佐蓋血熱則行也但不可純用峻药以虧陰道至于耗氣益血之説雖女科要法但氣為血配氣熱則熱氣寒則寒氣升則升氣降則降氣行則行氣滞則滞如果欝火氣盛于血者方可用单香附散益氣散加木香檳榔枳壳行氣開欝若氣乱則調氣冷則溫氣虚則補男女一般陽生則陰自長氣耗雖盛亦涸豈可尚耗其氣哉

婦人之生有餘于氣不足于血以其數脱血也苟但当補血以配氣苟有氣滞者亦須補血而順氣不宜尚耗其氣也

女子善怀每多憂思憂多則心傷心傷則不能生血而血少血

少則肝無所養而衝任之脉枯故经閉不行也
经曰月事不來者胞脉閉也胞脉者屬心而絡于胞中今氣上
逼肺心氣不得下降故月事不來
女人鬱氣最多凡治女人諸病以烏药稱神又香附乃開鬱
之聖药故古人單用醋附丸調理女人極效如胎前產後則
益母艸為佳安胎以砂仁極效大抵調理女人以四物湯二
陳湯兩方加減主治
調经治病之法有寒熱者不可無柴胡黄芩　胎寒麻痺
者不可無乾薑肉桂　肚腹疼痛不可無延胡乾漆
嘔吐惡心不可無良薑砂仁　有汗不可無

黄芪　枣仁　虚煩不可無人参麦冬　頭痛不可無川芎白芷
氣急加杏仁蘇子　遍身疼痛加羌活独活　其餘随加減與雜症治法同故不多贅
調經之法熱則清之寒則溫之虚則補之実則行之滑則固之下陷則升举之対症施薬以平為期如芩連梔柏清經薬也丁桂姜附溫經薬也参朮帰茯補虚薬也川芎香附青皮玄胡行滞薬也牡蠣赤石脂棕灰側柏葉固精薬也升麻柴胡荊芥白芷升举薬也随症用之無不效者矣

通經各薬　生地　赤芍　牛膝　花粉　木通
鬱金　茜根　三稜　莪朮　香附　灵仙
連翹　蒺藜　葶藶　二蚕沙

去瘀各药。川芎　續斷　桃仁　红花　丹皮

鱉甲　蘇木　瞿麦　生蒲黄　玄胡索

穿山甲

止血各药　當帰　地榆　梔子　棕灰　蓮房

大小薊　烏梅　藕節　貫仲　竹肉　不賊

側柏葉　髮灰　荆芥穗　樗白皮

女人之经一月一行其常也或先或後或通或塞其病也復有变常而古人並未言及者不可不知有行期只吐血衄血或眼耳出血者是謂逆行有三月一行者是謂居经俗名按季有一年一行者是謂避年有一生不行而受胎者是謂暗经有受胎之後月〻行经而産子者是謂盛胎俗名垢胎有受胎数月血忽大下而胎不隕者是謂漏胎此雖以氣血有餘不足而言亦異于常矣女子二七而天癸至七〻而天癸绝其常也有女年十二十三而産者有婦年五十六十而産者學医者于此類恐亦宜留心也

調経之時。脉来遅数不等。是為有病。須審其臓腑氣血而治之。

三部脉浮沉正等。無他病而不月者姙也。

素问云。足(手)少陰脉動甚者。姙子也。又云。陰(尺也)搏陽(寸也)。別謂之有子。

懐脉。二三月之脉。両寸浮大、一説両(寸微) 両関滑而尺微帯数者。此真

胎脉。 或往来流利及雀啄。皆是。

姙脉初時寸微小。呼吸五至。三月而尺数也。脉滑疾重以手按之

散者。胎已三月也。重手按之。脉来数疾不散者。五月也。 脉来實

長。六七月也。

脉経曰。婦人懐軀七月而不可知。時々衂血轉筋者。此為軀也。衂

時嚏而動者。非躯也。

姙娠四月。欲知男女法。及脈左偏大為男。右偏大為女。左右俱大。

為生二子。大者。如実状。

三部沉正等無疑。尺内不止真胎婦。夫乗妻兮縦氣加。妻乗夫兮

横氣助。子乗母兮逆氣参。母乗子兮順氣護。左手帯縦両個男。

右手帯横一双女。左手脈逆生三男。右手脈順生三女。

姙娠。脈来弦緊実滑者順。如脈来沉遅而濇。宜防堕胎。沉細而微

者危。

疾滑数 実当侭 沉細男 陽

寸関尺部皆相応 一男一女分形態 左寸大傷陰実

男右得大倶沉細女 滑得為男 沉細為女 指下分明

[illegible]

欲產之脉○其至離經○謂脉来急数或沉細而滑也○如忽然浮大必

至難産○

訂

胎前脉細小○産後脉洪大者死○ 産後○脉見細微為吉○弦実洪大

脉症相反也○為凶候○

調經之時○遅数不等○可辨其病○ 臨蓐之際○沉滑而数○不責其熱

胎前之脉○洪滑実大○不責其有餘○ 産後之脉○沉小緩弱○不責其

不足○

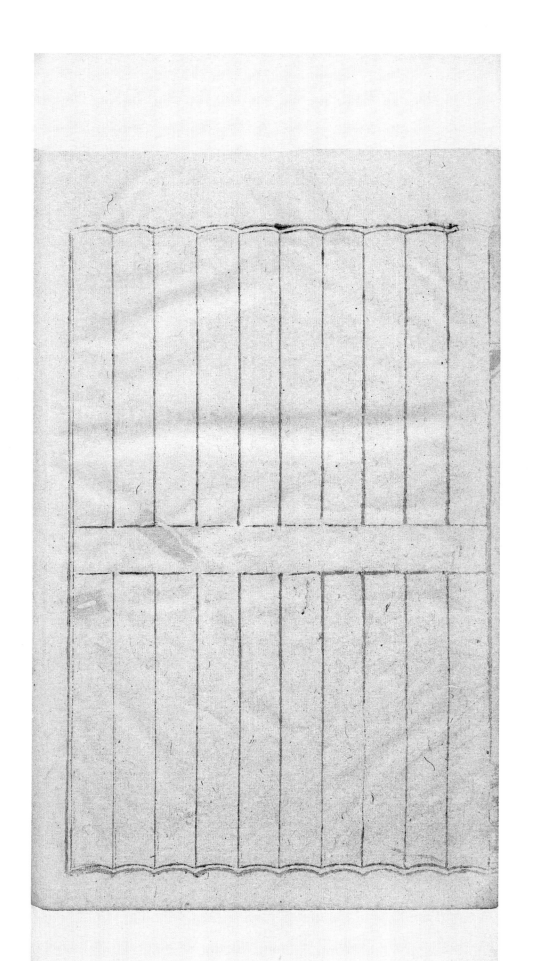

经水先期而来者血热也

四物湯加黄連荆芥　或加柴胡黄芩生地阿膠梔子知母黄柏

歸芎芍地　為四物合　参朮苓甘　為八珎湯

经水過期而来者血少與寒也　亦有成塊者乃氣滞也或有為風冷所乘者　後期為虚為寒為弊為痰

四物湯加人参白朮黄芪陳皮香附

偏寒者加附子肉桂　或炮姜艾

经水色淡者痰也虚也　如烟塵豆汁屋漏水混濁模糊亦屬痰也

二陳湯加當歸川芎白朮蒼朮

经水色紫里及有成塊者熱極也宜凉血和氣

四物湯加黄連黄芩黄柏丹皮蒲黄荆芥香附丹皮生甘

経道作痛者虛中有熱也
四物湯加人參白朮黄芩阿膠
経水將行作痛者血实氣滞也当疏氣和血
四物湯加香附牛膝青皮桃仁紅花莪朮醋炒延胡　挟熱者加黄
連柴胡　肥人責其有痰加蒼朮只殻
行経後作痛者氣血俱虛也有滞也
八珍湯加延胡砂仁香附
経水去多十餘日不住者熱也
四物湯加阿膠地榆荆芥　匀經後四物湯加石斛　不止成崩
者加炒黑山梔甚者加茅根墨汁此久不止而熱者宜之若脾氣下陷

血不帰经者不可用也

月水行十餘日及半月不止乃血熱妄行因過食椒薑炙炒等物蓄熱症也先服八珍湯再服金狗散即安

金狗散

金毛狗卞　当帰手　熟地手　川芎八个　續斷手　阿膠手

地榆个　黄芩卞　白芷个　水煎温服

经色淡黄来少而不痛者血虚也

四物湯加　人参　黄芪　香附

經閉〻者阻隔因邪氣之隔滯血有所逆也當潤導以通之

血枯〻者枯竭因衡任之虧敗源斷其流也宜補养以通之

血隔與血枯症相似而本不同臨症者最當細心体認也

凡婦女病損至旬月半載之後則未有不經閉者正因陰竭血枯而然故或以羸弱或以困倦或以欬嗽或以夜熱或以食飲減少或以亡血失血及一切無脹無痛無阻無隔而經有久不至者無非血枯經閉之候欲其不枯無如养营欲以通之無如充之但使血氣則經脉自至奈何今之為治者不論有滯無滯多兼開導之药甚者專以桃仁紅花之類通利為事豈知血滯而經閉者可通血枯而經閉者不可通也血既枯矣而復通之則枯者愈枯其與榨乾汁者何異

明易調經 萬密斋先生書採入

○○不及期而經先行

如其人德性溫和素無他疾者責其血虛且有熱也

四物湯加　麦冬　地骨皮　知母　甘艸

如性急躁多怒多妬者責其氣血俱熱且有鬱也

四湯物加　條芩炒　黄連炒　香附　甘艸

如形瘦素無他疾者責其血熱也

四物湯加　黄芩　黄連炒　甘艸　兼三補丸以和之

三補丸　黄連　黄芩　黄柏　等分蜜丸白湯送下

如形瘦素多疾且熱者責其衝任內傷也

熟地　歸身　川芎　白芍　人參　甘草　知母

麦冬　薑棗煎服更服六味地黃丸

如形肥多痰多鬱者責其血虛氣熱也

生地　歸身　川芎　茯苓　半夏　陳皮　生甘

條芩　黃連炒　香附　加姜煎服

如曾悞服辛熱煖宮之葯者責其衝任有伏火也

四物湯加　黃柏　知母　木通　甘草　更服三補丸以和之

○○過期而経後行

婦人德性温和素無疾者責其血虛少也

八珍湯

如性急躁多怨多妬者責其氣逆血少也

前八珎湯熟地易生地酒炒　加香附　青皮

兼服蒼莎丸以調之　蒼朮二两　香附二两　條芩一两半　丸服

如形瘦素無他疾者責其氣血俱不足也

十全大補湯

如素多疾者責其脾胃虛弱氣血失养也

參朮大補丸

人參半　白朮半　茯苓半　炙甘二　陳皮二　山药一两　蓮肉半　砂仁半

帰身半　川芎半　石菖蒲半　共為末荷葉包飯米煮飯為丸　兼服地黄丸

如形瘦食少者責其脾胃虛弱氣血衰少也

異功散加　当帰　川芎　兼服地黄丸

如形肥及飲食過多之人責其湿痰壅滞軀肢迫寒也

六君子湯加　川芎　帰身　香附　兼服蒼莎丸

○○一月而経再行

如性急多怒者責其傷肝以動衝任之脉

四物湯加　柴胡　黄芩　黄連　人参　丹皮

更宜常服補陰丸以瀉衝任之火　黄柏　知母　等分蜜丸

如曽傷衝任之脉者

四物湯加人参　麦冬　知母　及地黄丸主之

如曽服辛熱之药者

四物湯加黄柏　知母　及三補丸主之

○○數月而経一行

痩人責其脾胃弱氣血虚也

十全大補湯及地黄丸主之

肥人責其多痰及氣血虚

六君子湯加　帰身　川芎　蒼朮　香附　只殻

蒼莎導痰丸

蒼朮　香附　童便製　茯苓　陈皮　半夏　只殻　甘草

南星各　生姜自然汁浸餅為丸淡姜湯下

○○経行或前或後

悉從虛治蓋血虛者或遅或早經多不調此皆不足之證也

加減八珍湯主之

人參　白朮　茯苓　炙甘　帰身　川芎　白芍

丹參　丹皮　香附　姜束煎

烏鷄丸　常治婦人婦脾胃虛弱衝任損傷血氣不足經候不調以魚子煮神驗

白毛烏骨鷄一隻先以粳米喂养七日勿令食虫蟻等物吊死去毛襍大約一斤為率用　生地　熟地　天冬　麦冬各一两

安放鷄肚中陳酒十碗沙罐煮爛取出肚中諸藥將鷄在火上焙淹尽餘汁焙至乾枯研末再加　杜仲鹽水炒各两　人參

炙甘　蓯蓉　故紙炒　小茴炒各一兩　歸身　川芎
白朮　茯苓　丹參各二兩　香附四製四兩　砂仁一兩　共研末
用烏鷄末酒調麪糊爲丸每服五十丸空心米飲下
經來或前或後此因脾土不勝之故不須調血只宜理脾使氣
順血旺自然經勻宜紫金丸見調經類
月水不調氣上湊心心胸攻築脇肋刺痛宜正氣天香散香附平　烏藥平　陳皮不　蘇葉平　干薑廿
婦人肥盛者每多不孕以子宮脂滿壅塞且因痰滯故不能
受胎也當消痰理氣活血以開其塞滯則能妊矣宜啟宮丸
白朮　茯苓　川芎　香附　半夏　橘紅　神曲
炙甘　粥丸

瘦人经水来少者責其血虚也

四物湯加　人参　香附 童便製　炙甘

如肥人经水来少者責其痰碍经隧也

二陳湯加　当帰　川芎　香附　枳壳　滑石

行经腹痛

其内容分別是『經水多少』『月經不調辨證』，可供参考。

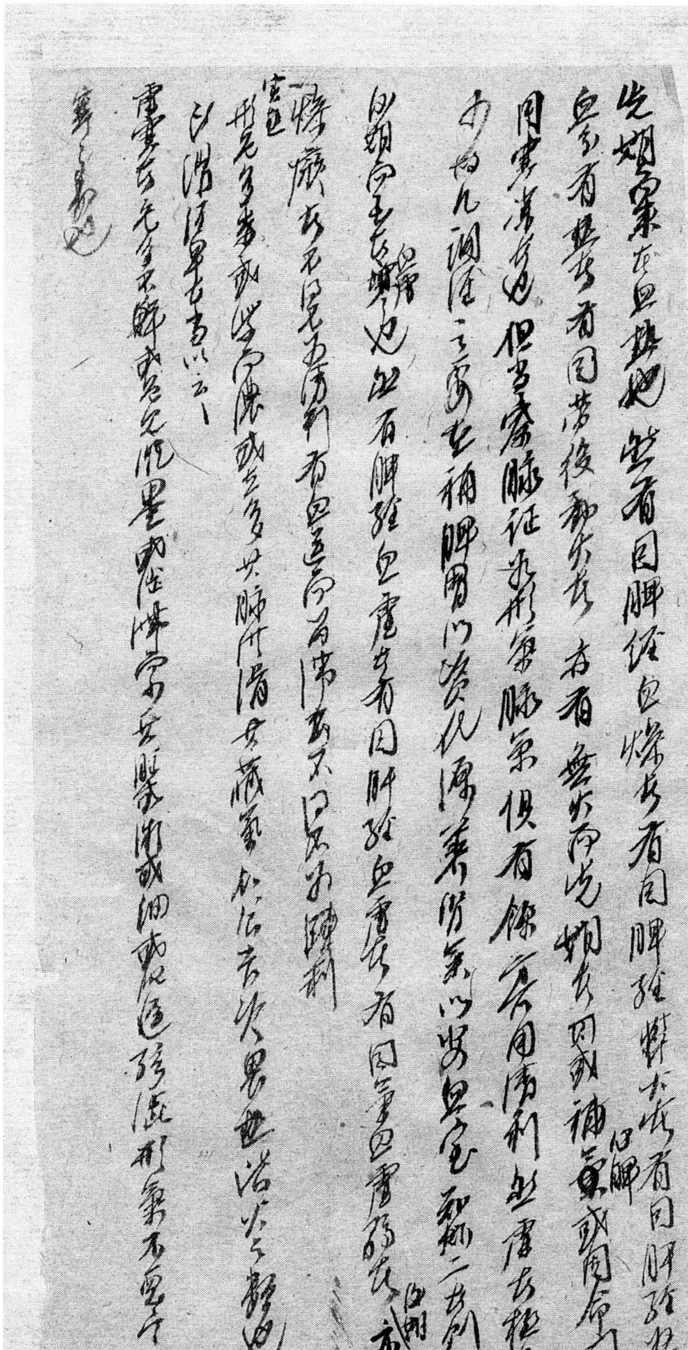

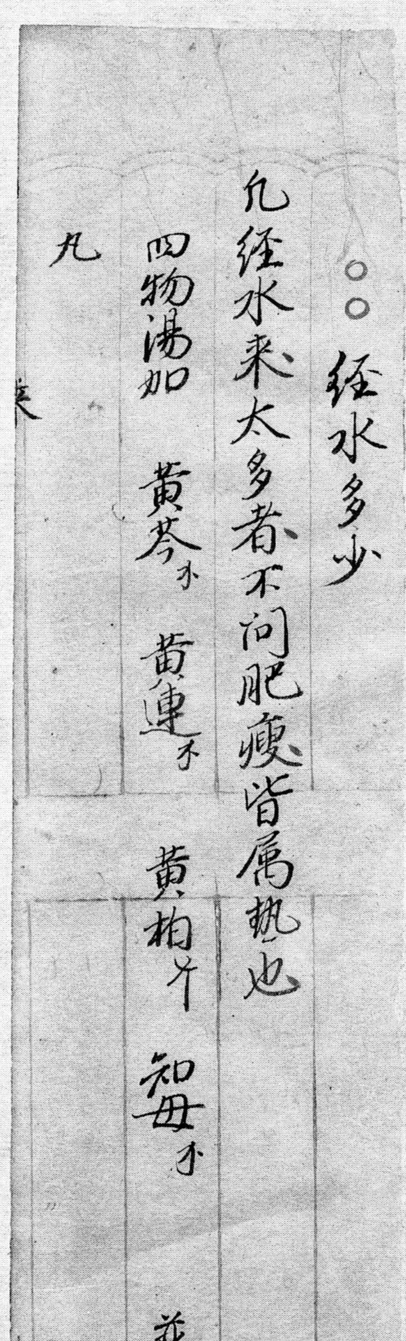

○○经闭不行 竇 經脈先暑矣

婦女经闭不行其候有三一脾胃損傷飲食減少氣耗血枯而经闭不行者法当補其脾胃養其氣血使氣充血旺经自行矣不可妄用通经之剂致中氣益損陰血益乾变成劳瘵而不可救药也用加減補中益氣湯主之兼服烏雞丸

人参　黄芪　白术　陈皮　炙甘　帰身　川芎

白芍　柴胡　神曲　麦冬　加姜枣煎服

一因憂愁思慮恼怒怨恨氣鬱血滯而经不行者法当開其鬱氣行其滞血而经自行備用補剂則氣得補而益結血得補而益凝

致成癥瘕脹滿此系帶自遺患也宜開鬱二陳湯主之

茯苓ホ 陳皮ホ 半夏斤 炙甘廾 蒼木子 香附子 木香廾

檳榔斤 青皮斤 莪木斤 川芎八子 加薑煎 更服四製香附

丸以經行為度此丸乃婦人此宜常服者也

四製香附丸

香附淨一斤 酒、醋、童便、鹽水、各浸三日焙研 天台烏藥八分

共末醋糊為丸白湯下

一因軀脂迫塞痰涎壅盛塞而經不行者法當行氣導痰

用蒼莎導痰丸主之更服開鬱二陳湯去莪木加枳殼ホ

甚妙

有愆期未嫁之女偏房失寵之妾寡婦尼姑慾動而不得遂憾憤而不得伸多有經閉之疾含羞強忍不欲人知致成勞瘵之病而不可救者比比矣

宜四製香附丸參朮大補丸攻補兼行庶或有瘳此七情之変無法治者也

有經閉不行骨蒸潮熱脉虛者增損八物柴胡湯主之

人參錢　茯苓錢　炙甘中　歸身錢　生地錢　白芍錢　麦冬錢

知母錢　柴胡錢　有汗加地骨皮錢　無汗加丹皮錢　加竹葉水煎服　凡婦人虛熱者皆可服之如熱太甚服此不平者加炮姜亦神效

有经闭發热咽燥唇乾脉实者四物凉膈散主之

归身 生地 川芎 白芍 黄芩 黄連酒炒 梔子

連翹 桔更各等 薄荷中 生甘中 加竹葉水煎服

九血实形盛脉有力者皆可服

如经水妄行或口内血腥此湯加生韭自然汁服之

瘦人经闭是氣滞

四物湯加香附 木香 青皮 檳郎 桃仁 红花

肥人经闭是痰隔

二陳湯加胆星 枳壳 黄連 川芎 濕痰加蒼术

厚朴　香附

心氣抑塞停宿经候或瘀血蓄積散于四肢皆致经闭並

以調经湯治之

血枯经闭

宜先服降火之剂後服五補丸衛生湯以治脾养血

婦人血氣不行上冲心膈变為乾血氣痛者用大黄四两酒浸晒乾為末好醋一升熬膏丸如[illegible]卧時自化一丸服大便利一二行

红漏自下乃調經仙葯也加或加香附

絲瓜一枚燒存性空心酒服

室女暗经闭因月水初動不識調养避忌或以冷水洗手足及衣

服等血見冷則凝不出血海面色青黄遍身浮腫人皆作水

腫治之不效用通经丸以通其血其腫自消也

通經丸

當歸 一兩　川芎 八分　赤芍 一錢　莪术　三稜　檳木 各二錢

刘寄奴 一兩　穿山甲 一錢　為末米糊丸酒下

○○潮熱 婦女血實厥陰肺經而乏愚見体下寒作熱面赤心忪或時自汗盗傷寒 狀宜服生地黄丸柳胡人剂口 生地 白芍 柴胡 秦艽 黄芩 塞 仍當 梅甚下 婦歸宗女危汗出 主治意

經閉發熱皆因行經產後二症作冷飲食生冷血見水與寒

則凝滯初起一二次生寒作熱五心煩熱口苦舌乾面色青

黄易治先將逍遥散退其寒熱後用滋陰補血以去煩再

每日服紫金丸漸納穀氣俾脾土勝自然經水流通萬無

一失若延至半年一年不治變成骨蒸子午時發熱肌肉

消瘦泄瀉不止百無一生矣

逍遥散

当帰　白芍　白术　茯苓　甘艸　柴胡

薄荷　丹皮　梔子　加姜煎

紫金丸

蒼术　陳皮　青皮　香附　烏药　紅荳

良姜　枳壳　砂仁　檳郎　三稜　莪朮各匁

閉経方

帰尾　赤芍　生地　川芎　丹皮　黄芩

香附　只壳　檳郎　桃仁　紅花　玄胡索

模木　莪木　甘艸

經後澀滯不通氣虛血聚肢体痲木渾身疼痛倦怠或

室女年及經脉不行日漸黃瘦將成勞瘵切不可便投紅花破硬等药若是症憎寒壯熱五心煩熱飲食減少宜用後药滋养而通之

當歸钱 川芎钱 赤芍钱 丹皮钱 枳壳钱 荆芥一钱 桂心钱 馬鞭草钱 加烏梅一個煎

經行潮熱

逍遙散清之 或加鱉甲 麦冬

經前潮熱血虛有滯也

逍遙散加 桃仁 玄胡

经後潮熱血虚有熱也

逍遥散加　生地　地骨皮　减柴胡

婦人血虚蒸熱曰婦人性多急躁動火耗血或房劳觸傷肚中一塊如鷄子大或左或右而動五心煩熱頭目眩運咳嗽生痰先服逍遥散數帖退其寒熱次用紫菀湯以止嗽若半年不治肉瘦尤难医也

紫菀湯

人參　茯苓　炙甘　紫菀　知母　貝母

阿膠　桔更　桑皮　杏仁　五味　蘇子

经来一半餘血未尽腹中作痛遍身潮熱或無熱皆餘血

未盡故耳宜破其血諸症自痊也宜

紅花当帰散 見塊痛

経来身發寒熱四肢厥冷大汗如雨嘔吐蚘虫痰氣緊滿
又兼泄瀉乃不治之症

○○崩漏

婦人身体虚敗経水不時或成片下或下黒水面色青黄
頭暈眼花四肢困倦急当調補不然恐成血崩症宜

止経湯

当帰 熟地 川芎 白芍 白朮 黄芩
炙甘 阿膠 香附 砂仁 蒲黄炒 側柏葉

経水来時幾點即止過五六日又来幾點毎月常行二三遍

面色青黄倦怠宜

四物湯加　阿膠　艾葉

婦人経住後其経又来如屋漏水腹中作痛兼喉中臭醒

臭頭目眩暈悪心吐逆先服理経四物湯次服内補当帰丸

理経四物湯

当帰　生地　川芎　白芍　白朮　柴胡

黄芩　香附　小茴　玄胡　三稜 等分　水煎服

内補当帰丸

帰身　熟地　川芎　白芍　茯苓　甘艸

阿膠　續斷　白芷　乾葛　蓯容　萸肉
蒲黄　沉香各一兩　肉桂　附子各半　蜜煉丸空心酒服
婦人四十外經水斷絕至五十餘外又來或淋瀝或成片成條滴
下不止此乃陰陽相反氣血妄行調理最難
和經湯主之
當歸　熟地　川芎　白芍　茯神　甘艸
陳皮　香附　阿膠　棗仁　小茴　蒲黄
血崩不止宜十灰丸若是久崩者此虚症也服雞子湯立止
十灰丸
阿膠半　棕灰　艾灰　綿灰　絹灰各一錢　側柏葉

東垣
升陽舉經湯
芪 參 朮 甘
歸芎熟地芍
柴胡
羌防藁本獨活
細辛 桃仁紅花
炒梔

百艸霜　茅根各半　小兒初生髮手　茅根手
滚湯調送
又方　益母艸　生艾　生姜各半　陳酒一鍾煎服
雞子湯
用雞蛋數個要內有雞者去硬殼加葱三根生姜一两共搗如
泥爛再加芝麻油少許鍋內同炒口頁濾去查熱服
婦人崩漏身熱自汗短氣倦怠懶食此由勞傷所致宜
升陽舉經湯即　補中益氣湯加白芍藥黑梔子
婦人血崩而心痛甚名曰殺血心痛由心脾血虛也若小產去血
過多而心痛甚者亦然宜芎歸湯主之若鬱結傷血者用歸

脾湯瘀血不散用失笑散散之

婦人經水両三月不來腹大如鼓人皆謂有孕也不覺崩來血多其血內包有物如蝦蟆昏迷不知人事脉盛服十全大補湯可治若形体瘦者犯此不治

婦人四旬外經期將斷之年漸見阻隔不至者果其氣血平和素無他疾此固漸止而然無慮也若素多憂鬱不調之患而見此者便有崩決之兆隔之淺者其崩輕隔之久者其崩必甚此因隔而崩也

崩漏不止經亂之甚者也蓋乱則或前或後漏則不時妄行由漏而淋由淋而崩總因血病而但以其微甚耳經曰陰虛陽搏謂之崩又

曰。陰絡傷則血內溢。陽搏必致陰虛。絡傷必致血溢。病陰虛者藏氣受傷。血因之而失守也。病陽搏者。兼以火居陰分。血得熱而妄行也。無火者。求其藏而培之補之。兼火者。察其經而清之养之。此不易之良法也。

有曰脾氣虛陷。不能收攝而脫血者。宜四君子湯。加川芎當歸。　若崩淋既久。血滑不禁。宜澁之固之。

暴崩者。其來驟。其治亦易。久崩者。其患深。其治亦難。且凡血因崩去。漸少而不止。病則為淋。此等症候。多由憂思鬱怒。先損脾胃。次及衝任而然也。久則真陰日虧。必致寒熱咳嗽。脉見弦數。或豁大等症。此元氣大虧。陰虛假熱。宜以甘溫峻補本原。庶可回生。

〇〇崩漏

婦人崩中之病皆因中氣虛不能攝血加以積熱在內迫血妄行故令經血暴下而成崩中崩中日久不止遂成漏下脉訣云崩中日久為白帶漏下時多腎水枯治有三法初止血次清熱後補其虛未有不痊者矣

初止血者乃急則治其標也四物湯調十灰散止之血止為度

十灰散　大黃　茅根　茜根　丹皮

藕節（或以荷葉亦可）　蓮蓬　艾葉　棕櫚　大薊　小薊　側柏葉

乾姜　梔子　油髮　已上各藥燒存性研末每服

三錢　或用醋煮糯米粉為丸每服百丸　用真京墨磨汁調服

次清熱血既止宜服清熱之劑涼血地黄湯主之

生地子 歸身子醋炒 川芎廾 黄芩下 黄連 黄柏 知母

藁本 升麻各廾 柴胡 羌活 防風 細辛 荊芥

蔓荊 生甘各下 紅花下 水煎服如血未止再吞十灰散

婦人衝任脉虛風傷營衛以致崩中風為動物血崩乃風動之故

若用風藥兼治五灵脂不特治血而且治風為治崩妙藥半炒

半生者酒服能行血止血並血刺痛稱效方中可量而加之

後補虛血已止熱已除宜用補中之劑

升陽舉經湯 即補中益氣湯加川芎黑梔

〇〇塊痛

経来腸内起塊如杯﹅経色淡黒宜治塊為先

四物加玄胡沉香

経脈不通日夜寒﹅熱手足麻痺飯食少進頭眩悪心嘔吐腹

中或結塊冲痛此症係食生冷所致﹅﹅

調経湯　当帰　川芎　白朮　甘草　半夏　陳皮

枳殻　砂仁　香附　玄胡　肉桂　柴胡　黄芩

又方　人参　白朮　茯苓　炙甘　香附　砂仁

陳皮　厚朴　当帰　川芎　赤芍

婦人年﹅生育敗血過度以致経水不匀或阻四十日一次或両個

月不行不時腹中腹疼痛敗血不尽而結塊飲食少進身体日
倦頭目眩潮熱五心煩熱此血虚胃熱宜服紅花當歸散
當歸　熟地　川芎　赤芍　甘草　柴胡　香附
枳殼　厚朴　紅花　牛膝　玄胡　三稜　莪木
○○石瘕　塊堅如石故曰石瘕　腸覃
石瘕生于胞中寒氣客于子門子門閉塞氣不得通惡血當瀉不
瀉衃敗血也以留止日以益大狀如怀子月事不以時下皆生于女子
可以導血之劑下之
腸覃者寒氣客于腸外與衛氣相搏氣不得榮因有所繫癖
而内著惡氣乃起瘜肉乃生其始生也大如雞卵稍以益大至其

成如怀子之狀久者離歲按之則堅推之則移月事以時下無妨
月事非血病可知蓋由汁沫所聚而生也此其候也

石瘕者因行經之時寒氣自陰戶入客于胞門以致經血凝聚月信不行其腹漸大如孕子狀婦人壯盛者半年之後小水長而消矣若虛怯者必成腫病溫經湯主之

人參　歸尾　川芎　赤芍　故帋　小茴
牛膝　莪朮各等　炙甘草　加姜棗煎　更宜頻服香附丸

○○腸覃

腸覃者因行經時寒氣自肛門入客于大腸以致經血凝

澁月信雖行而少其腹漸大如孕似胎漏状壯盛婦人半
年以後自除若虛怯者必成脹病桂枝桃仁湯主之
桂枝弍 檳郎弍 白芍 生地 枳殼各钱 桃仁廿五粒
炙甘ㄅ 加薑棗煎服入桃仁泥服 更宜常服四
製香附丸
淋証婦女俱屬肝経湿火或小腸移熱宜、味情逕散加豐胆或龍胆地主 甲
婦人常有白帶白濁之疾症既不同治亦各異
白帶者時常流出清冷稠粘此因中土虧損帶脉不能收引以致
十二経脉因而内陥也宜以補虛為主
十全大補湯去地黄加半夏陳皮炮姜 更服參朮大補丸以

補脾胃之虛。服補宮丸。以固下元之脫。

補宮丸　白朮　茯苓　山药　白芍　白芷

龍骨　牡蠣　鹿角霜　赤石脂各等分　炮姜減半　醋糊為

丸。空心。米飲下。

帶者。病本于帶脈而得名。赤屬血。白屬氣。由陰虛陽竭。營氣不

升。衛氣下陷。或濕痰濕熱蘊積而下流也。

由于虧損者。脈必大而無力且遲。

六君子湯加炮姜。　或補中益氣湯加半夏白芍。

由于濕痰濕熱下流者。脈必大而有力。

六君子湯加柴胡黃芩白芷丹皮白芍。

血虛有熱者○

當歸煎 当帰 酉芎 熟地 續斷 阿膠 牡蠣 地榆 赤芍

白濁者○隨小觧而來○渾濁如泔○此胃中濁氣滲入膀胱也○

二陳湯加白朮 手 益智仁 才 鹽炒 升麻 柴胡 各卞 姜棗煎服○

白淫者○常在小便之後○而來○亦不多○此男精不攝○滑而自出○不治自愈○

淋症

婦女淋症○俱屬肝經濕熱○或小腹移熱膀胱宜

八味逍遙散加生地○ 虛者或用熟地

熱入血室

凡婦人傷寒。或勞役。或怒氣。發熱。適遇經行。以致熱入血室。或血不行。或血不止。晝則明了安靜。夜則譫語。如見鬼狀。宜小柴胡湯加生地治之。如血虛者。用四物湯加柴胡。切不可犯胃氣。謂汗吐下也

血風勞

血脉空疏。乃感風邪。寒熱盜汗。久漸成癆。名血風癆。症宜人參荊芥散。

婦人血風症。緣去血過多。因而燥涸。循衣摸床。撮空閉目。揚手擲足。失神錯語。脉弦浮而虛。宜生地黃連湯。四物湯加防風

黄芩黄連梔子。如脉実便閉。再加大黄。男子去血過多。亦有此症。生地黄連湯。血薬也。自内而之外者用之。大承氣湯。氣薬也。自外而之内者用之。

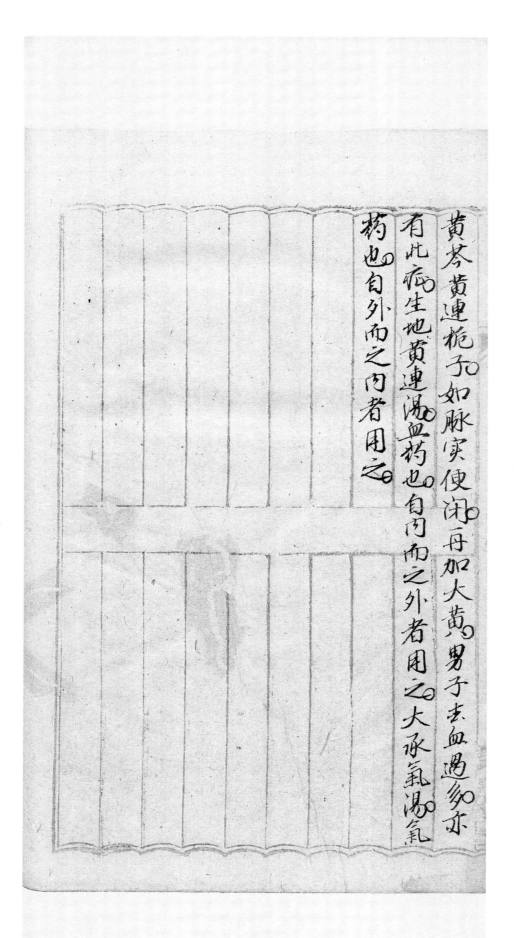

○○经来挟外感

凡室女婦人經脉動時誠恐失調理心腹脹满肚痛悪寒發热頭痛徧身疼腫此因感寒氣血不順乃生此症宜小温经湯或

和氣散主之

小温经汤

当帰手 白芍手 熟地手 白术手 甘草个 砂仁四个

枳壳手 香附手 小茴炒手 羌活手 白芷手 柴胡手

桂枝八 黄芩手 加姜葱煎温服

和氣散

蒼朮手 厚朴卞 陳皮个 甘草卞 藿香手 桔更手

砂仁个 小茴卞 益智中

经脉動来或当風坐卧失于回避腠理空虚外邪乘之而入遍身麻痺不能轉側肺经受風咳嗽痰盛宜服五積交加散

羌活　独活　防风　蒼术　厚朴　陳皮　甘艸

半夏　茯苓　川芎　当归　枳壳　桔梗　加姜煎

经脉動来遍身疼痛手足麻痺或生寒热頭眩目暈此係失于调养感风尖经宜服烏金散

羌活　独活　白芷　蒼术　厚朴　陳皮　甘艸

半夏　茯苓　川芎　当归　白芍　枳壳　桔梗

桂枝　牛膝

经来二三日遍身疼痛此回傷风邪入于骨有時身热或有時不热当觧其表宜烏药順氣散

羌活　麻黄　川芎　白芷　陳皮　枳壳　烏药

姜蚕　甘艸

婦人経来忽然作渴因食生冷変成潮熱痰氣緊満悪寒
四肢厥冷名為觸経傷寒宜五積散主之

麻黄　蒼朮　白芷　厚朴　陳皮　茯苓
甘艸　半夏　桔梗　只殻　当帰　川芎
肉桂　干姜　加姜葱頭煎服

○○経来挟内傷

經来常慣嘔吐不思飲食別無他症宜服丁香散
丁香子　白朮半　干姜子　為末清晨米飲調三四茶匙

経来飲食即嘔吐此有痰在胃脘阻隔所以食不得下也

二陳湯加 木香 藿香 枳壳 神曲

经来常惯咳嗽此金枯肺燥血虚之候也

当帰 生地 川芎 白芍 人参 茯苓 炙甘

麦冬 桔更 桑皮 杏仁

婦人经水来因怒氣上逆致血攻心不知人事口發狂言如見鬼祟宜加减妙香散

人参中 茯神子 山药子 甘草中 當帰子 木香中

青皮中 桔更子 遠志子 辰砂三下 射香下

经行常惯双足痛疼不能移步此下元虚冷兼有風邪当行其氣血々行風自滅也宜踈風止痛散

当帰　川芎　骨砕補　牛膝　乳香　烏药

独活　天麻　殭蚕　石楠籐　紫金皮　加

姜枣酒煎

経来遍身浮腫此因脾土虚弱不能運化変為浮腫或

変為泄瀉宜木香調氣散

蒼术　茯苓　陳皮　木香　香附　砂仁

神曲　木通　当帰　加姜皮三片水煎　或加桃仁紅花

経来泄瀉或于更深或于五更時其瀉如小兒吃乳此乃

腎経虚寒宜四神丸

经来小便如刀割痛不可忍此血闭水道也宜服牛膝汤

土牛膝三匁 乳香手 射香下

经来吊阴痛身发热其症有筋两条吊至两乳宜川练汤

川練手 小茴手 木香三下 乳香平下 烏药个 富柳个 玄胡个 麻黄平下

白朮手 猪苓手 茯苓手 泽泻个 加姜葱煎服

○○经来異色

经水不调或白带下或如米泔汁或如魚脑髓或有成片者不分信期淋漓不止此症氣血両虚日久变生骨蒸劳瘵宜大温经汤

八珍汤加香附 砂仁 陳皮 呉茱萸 玄胡 小茴 沉香一 鹿茸

经来如魚脑四肢冷痺遍身酸懶目昏不思飲食此症乃血海虚

冷宜理经四物湯

经来全白而無红色面色青黄五心煩熱小肚作痛此氣血兩虚

宜補之温之

经来成塊色白或如猪死血里色頭眩目昏口唇麻木症属虚

寒宜内補当帰丸

經来如猪肝色五心作熱腰疼小腹痛面色萎黄不思飲食此

乃血氣皆虚先用黄芩散退其煩熱後用定经丸

当帰手 川芎手 白朮手 黄芩手 知母个 花粉个

蒼朮个 甘草中

經来如黄泥水此症大虚用藥不宜太凉宜温其经和其血自然

经匀复原也

黄芪　茯苓　炙甘　熟地　归身　白芍　川芎

茱萸　香附　阿胶　干姜　附子　肉桂

经来如铜绿水全无红色此症亦是虚寒须大温补之

经来成块其色青黄

八珍汤加　阿胶　香附

经来不止下血如牛膜片一様色此因气血结聚变为此症或素有

痰昏迷倒地宜硃雄丸

上硃砂子　雄黄子　茯苓二分　共为末姜汤下

经来臭如夏日之腐此症血气虚弱更伤热物如渠水乾涸天旱

無両久〻則臭也宜龍骨丸

生地二両　当帰二両　川芎一両半　白芍半　黄芪二両　茯苓二両　龍骨八ト

牡蠣四両　螵蛸半　蜜煉丸桐子大、空心服

○○経来異度

経来不止往口鼻中出咳嗽氣喘五心煩熱宜推血下行服紅花散

次用款冬花散止嗽下氣乃安

紅花散中　紅花中　蘇木八ト　黄芩寸　天花粉寸

款冬花散

款冬　紫苑　桑皮　杏仁　桔梗

蘇子　枳実　知母　石羔、　粟殻

経從口鼻中来此因過食椒姜熱物所傷血熱故逆行宜犀角地黄

湯加減治之

犀角　丹皮　芍药　生地　黄芩　橘红　当归　甘草

桔更　百草霜

经来大小便俱出名為蹉经此症婦人好吃熱湯者多患此須四苓散加阿膠解其熱毒分利陰陽

○○经来異形

经来不止忽然下玉毬三五個如鷄蛋来大用刀劃開似石榴子昏迷不知人事症雖可駭然却無妨急服

十全大補湯三五帖即愈

经来血内有白虫如鷄腸滿腹疼痛但退虫于大便而出則無

事矣宜追虫丸

續隨子　檳郎　牽牛　大戟各半　芫花子　甘遂子

射香少　米糊丸酒下十九

熱入血室

一凡婦人傷寒或勞役或怒氣發熱適遇經行以致熱入血室或血不行或血不止晝則明了安靜夜則譫語如見鬼神其人[illegible]用小柴胡湯加生地治之如血虛者用四物湯加生地柴胡　無表者

切不可犯胃氣　謂汗吐下也

血陰失疏 乃感風邪 發熱遂汗多 [illegible] 人參荊芥散

婦人血海虛去血過多因而經脈[illegible]循衣摸床撮空閉目揚手擲足[illegible]錯語[illegible]脉[illegible]而虛宜生地

黃連湯　四物湯加防風梔子黃芩黃連　如脉實便閉者加大黃用之　去血過多[illegible]者[illegible]紅花　生地黃

陽血病也　自內而之外[illegible]　自外而之內[illegible]

安胎舉要目錄

心腹脹滿 子懸　傷寒
下血不止 漏胎　中寒
頻作動胎　衄血
心驚胆怯 子煩　吐逆不食
腿膝浮腫 子氣　氣緊不得卧
口噤項強 子癎　氣緊動紅
小便澀少 子淋　遍身瘙癢
小便帶血　潮熱
小便淋秘 轉胞　癱瘓
胎後有血　乳腫

遍身浮腫 胎水不利　陰腫

風寒咳嗽 子嗽　中暑

咳嗽吐血　中濕

霍亂吐瀉　傷寒

瘧疾寒熱

痢疾赤白

口乾不得卧

壅熱煩躁

熱病嘔吐

熱病發斑

骨節疼痛
失血類中風

第三卷安胎舉要〔保胎論〕

凡孕婦脾胃旺而氣血充〔飲食調和〕則胎安而正產生子精神而有壽昌嘗用药以調氣安胎爲哉若稟賦不足而氣血衰脾胃弱而飲食少則虛症百出孕成數墮或產子不壽故必資药力以助母安胎壽子也是以丹溪先生刪定安胎飲治孕婦元氣虛弱胎氣不安飲食不甘或腰疼腹痛隨症加減可治胎前諸〔孝慈後用〕症夫精血会凝而成胎精血蒸胃而嘔逆血少肝虛故愛酸物胃氣受傷厭阻飲食若其人素弱嘔阻本方〔安胎飲〕量加橘紅半夏若稟痰嘔逆再加竹瀝姜汁下血不止名漏胎小腹墜痛名胎痛漏胎宜凉須加生熟地黄胎痛宜溫少加带壳砂

仁至若跌仆動胎下血膠艾宜加怒氣冲胎上逆木香為使
小便短澀成淋瀝乃子淋之症安榮散不應本方宜少便帶血
流于脬是膀光之熱逍遥散宜入炒山梔子腫症多面目虛浮而
肢体有水氣全生白术堪医子煩症則心驚胆怯而時加煩悶安
（胎）竹葉無疑天仙藤散治足指縫之出水病名子氣虛人宜加參术
羚羊角散療項強筋搐拳攣症為子癇痰多竹瀝參歸至
如脾胃氣虛而胎壓承胞則臍腹脹而小便淋閉安胎飲服
法宜探吐升提又如脾氣虛弱而轉運舒遲則飲食停滯
而腹脹嘔吐安胎力緩加參平胃和調又若胸腹脹滿使閉遍
身浮腫名曰胎水不和須用鯉魚湯若脾胃氣虛佐以四君

五皮又若胎氣上攻心腹脹滿作痛名曰子懸之候必用紫蘇分若食少脯熱兼以加味逍遥柴前梅連爲九治骨蒸之勞熱當帰六黄爲湯療盜汗之脯熱孕成數墮因母血弱不能分蔭其胎本方預服可保其生娩子無氣由母氣虛僅可資榮于己安胎之方必須月服老夫而得壯婦須寡慾以候經期壯陽若遇衰陰必頻藥以全胎氣其人受精重施生子精神而壽經陽安施育子寡薄無神此造化必然之理斯人胤子之所當覽

大抵孕婦素弱又欲分氣血以蔭胎虛症自然百出是以丹溪安胎飲以補爲主佐以順氣凉血參朮黄芩乃安胎之聖藥帰

芎懐熟实補血之佳珍佐以蘇葉陳皮砂仁甘草可謂常服之良方也
孕成六月之前其胎尚未轉運茯苓性降不宜據用黄芪脆胎
豈可常加香附雖胎喘宜用無補則虚人反害砂仁可止嘔定痛
多加則動血行胎歷攷丹溪安胎之論不過數言安胎之方不過
三四若能加減治病則可十全八九誠爲後學之準绳也
攷諸家竹葉湯以治子煩安榮散以治子淋天仙藤散治子氣
羚羊角散医子癇子腫用全生白朮方子懸用紫蘇葉方然
胎前之症非止數名大抵孕婦多因血氣虧虚或由外感致生諸
症而胎不能安豈胎有病母之理邪子煩淋腫等名乃後人巧
立之名以形容胎前之症耳登數立隨症治方多遵丹溪安胎

飲首方加減治之是無悞失之患也

丹溪論血（虛服加）不足以养其胎而堕者猶枝枯而果落藤萎而花墜也劳怒動火而堕者猶風撼其木人折其枝也此二論極是（物汁倍之）夫婦人衝脉主血海血旺始成孕任脉主胞胎静养則胎安若怒傷肝劳傷腎致二藏相火耗血動氣未有能保其孕之不漏無堕而分娩後尚多崩熱之症也如虚人有孕及曾堕者須謹遵胎教若古太任坐臥不偏視聴遠邪毋溺專寵宮事悉委于妾婢閑忤嫉忌忿懥不留于胸臆至如食物药餌一循禁戒而無犯斯火不動而血旺蔭胎形不劳而氣完胎固則生子稟全易养形体端正矣凡數堕損血倍于正

產怒勞致墮由己自招稟弱之人惟知有子事足不為保全故特記之使毋以小嫌害大致及鉅艱也慎之慎之

婦人受胎一月形如露珠乃太極動而生陽天一生水謂之胚足厥陰肝脉主之經水即閉飲食稍異　二月如桃花瓣乃太極靜而生陰地二生火謂之暉足少陽胆脉主之若吐逆思食名曰悪阻有孕明矣或偏嗜一物乃一藏之虛如愛酸物乃肝經只能養胎而虛也　三月如清臭涕先成鼻與雌雄二器乃分男女手厥陰胞絡相火主之胎最易動　四月始受水精以成血脉形像具手足順成手少陽三焦脉主之　五月始受火精筋骨四肢已成毛

髮始生足太陰脾脉主之　六月始受金精以成筋[illegible]口目
皆成足陽明胃脉主之　七月始受木精以成骨游其魂能動左
手（手）太陰脉脉之　八月始受土精以成皮膚九竅皆成游其魄能動
右手手陽明大腸主之　九月始受石精百節皆備三轉其身足
少陰腎脉主之　十月神氣備足乃生足太陽膀胱主之　惟（手）少陰
心太陽小腸無所主者君主之官無為而已且心生血上為乳汁[illegible]腸
下為月水也若孕婦病而胎不安就于所主月分詳察其氣血有餘不足而調治之
墮胎須防三五七月宜服清熱凉血安胎之药盖藏陰而臟陽三月
屬心胞相火五月屬濕土脾七月屬燥金肺皆在五藏之脉陰常
易虧故多墮耳如昔曾三月墮者則心胞受傷須先調心不然至

つん

三月復墮昔曾五月墮者則脾脉受傷宜先治脾不然至五月
復墮七月墮者當潤其肺惟一月之内墮胎則人皆不知有胎但
謂不受妊不復知其受而墮也一月屬肝怒則墮多洗下体則竅
開亦墮一次既墮則肝脉受傷他次亦墮令人無子者大半是一月墮
胎非盡不受胎也故凡初交後最宜将息勿復交媾以擾動子宮
勿令怒勿令勞勿令舉動勿令洗浴而常服養肝平氣之剤胎始固
矣
孕婦患虛損潮熱骨蒸少力或崩漏食少皆致氣血不充而胎弱日久（胎元寄母議藥胎移母力）
不能鼓動或胎不安而攻上或跌撲損胎不動胎之死活难辨或患熱病損
胎或因误服動胎藥及莧菜雖血行逼胎切不可用落胎方妥議去胎存母

必須漸補母之氣血旺力健則胎自然漸動即先者亦得相助而下此

兩全而無虞也若攻弱母之胎胎下而母幾殞者多矣慎之慎之（而血氣以損傷又使產難脫出故也）

孕婦患傷寒疫疟熱極皆能墮胎胎墮血脫其後來兇增熱母妄

議傷寒疫熱未除投以梔子豉湯芩柏等药或往來寒熱柴胡不可

用也或潮熱大小便秘承氣五苓等方不可用也宜頻服生化湯至熱（不拘帖數）

退停药如虛脫形色脫或汗多或口渴兩帖後即加生脉散以防暈

厥危急且生化湯內有川芎辛能散邪乾姜助血能除陰虛大熱（為虛潤燥）

燥結便秘灼熱多服生化湯津液自生二便自通矣若以熱而寒用

药益虛其中氣害之甚也

凡屢產生子無氣及育而不壽皆父母元氣不足之故也必藉補药

以培胎元節立補母壽子方治屢產生子無氣或育而不壽及虛
弱人孕成不安或得孕數墮須每月服十五帖弱甚者每日服一
帖大益胎而分娩易又且生子精神壽考經驗良方也
○人參才 白朮示 陳皮廾 甘草廾 當歸示 川芎卜
熟地示 黃芩示 紫蘇廾 棗三枚水煎服
脾胃弱常泄瀉加蓮子十枚砂仁示減地黃 多怒而瀉加木
香示 口常燥渴加麦冬才 怔忡驚悸加棗仁不益
智才 圓眼十个 虛肥人減陳皮加橘紅廾黃連廾
事林廣記瘦胎三方不可服又婦人良方載無憂散保氣散神寢
丸俱不可服蓋瘦胎方因湖公主居養孕而形樂食膏粱而胎肥是

以至艱难産特此進方誠為宜服常人豈可概論夫血氣分蔭胎元
斯時正需培補為要若復耗之多至臨盆艱澀娩後暈厥危症亦
由所致人所不知也

驗胎法　婦人過经三四月经闭與受胎症有難辨用川芎
為末空心艾湯調送一匙服之腹中微動者是胎不動者
是经闭若臍之下動者乃血瘕也

胎氣不安○　元氣不足○　惡阻嘔逆○

一 安胎飲 治孕成七八後竟胎氣不安或腹微痛或腰間作疼或飲食不美孕至五六個月並宜服安胎飲

人參 白朮 甘草 熟地 當歸 川芎 黃芩 紫蘇

陈皮 砂仁 姜棗水煎 六月以前勿用茯苓恐降胎下小腹勿用黃芪恐肥胎也

二 治孕婦元氣不足倦怠或胎動不安或身微熱減飯食並宜服安胎飲如腰疼腿疼者一日服兩三帖可安

三 孕成後兩三月內惡阻嘔逆惡食或頭暈目眩倦怠宜服加味參橘飲

人參 白朮 甘草 當歸 砂仁 半夏 橘紅 藿香

竹茹 元肥人加竹瀝一酒中姜汁半茶匙姜三片水煎服

胸腹滿悶　胎痛下墜　子腫

四孕婦常多怒氣胸腹滿悶或服順氣烏葯香附砂仁等耗葯反

加滿悶宜服此方（紫蘇飲去紫蘇梗砂仁加木香）

人参　白朮　甘草　當帰　川芎　紫蘇　陈皮　茯苓

木香磨

五孕婦腹中不時作痛小腹重墜多因氣血虚陷兼有寒者可安

胎飲去茯苓砂仁　加吳茱萸或加乾姜砂仁各　症名胎痛

六孕婦面目虚浮四肢有水氣多因脾胃氣虚或久瀉所致宜健脾

利水服全生白朮散　第十七方治水腫宜詳看　症名子腫

人参　白朮　茯苓皮　甘草　當帰　川芎　紫蘇　大腹皮

陳皮　姜皮

胎氣上逼 子懸 古

漏胎 十

動血 十二

子煩 十三

七胎氣上攻心腹脹滿作痛宜服順氣安胎飲 症名子懸

人參 白朮 甘草 當歸 川芎 條芩 紫蘇 陳皮

砂仁 有氣加木香磨下

此由下焦氣實相火旺盛舉胎而上上逼心胸也

八孕後下血不止或按月去血滴點名曰漏胎有因勞傷有因氣血虛

有因喜食燒炙煎煿熱物過多所致宜謹房事服補中安胎飲

兼氣血節飲食

人參一 白朮三 甘草一 當歸三 熟地三 黃芩八 紫蘇一 白芷八

九孕婦頓仆動胎下血不止宜先服安胎飲須一日兩帖若不止服膠艾安胎飲

人參三 白朮三 甘草一 當歸三 熟地三 川芎八 條芩三 紫蘇一 陳皮一

阿膠三 艾葉八 薑棗水煎服

十孕婦心驚膽怯煩悶不寧名曰子煩宜竹葉安胎飲 症名子煩

此[illegible]火乘肺火也 亦有停痰積飲 滯于胸膈以致煩 躁也

子氣八○

子癇○吱

人參 白朮 甘草 當歸 生地 川芎 茯苓 陳皮

麦冬子 棗仁子 遠志八下 竹葉十片 姜棗水煎服 煩渴加竹茹一丸 有痰加

竹瀝 姜汁 虛人加人參 脾胃弱常瀉減生地棗仁

十一孕婦腿膝發腫氣促滿悶不舒或足指浮腫出水（黄）蓋脾主四肢脾氣

虛弱不能制水而發腫肺腎少母氣漸頹而氣促滿悶名曰子氣宜先天仙藤（腫）

散不效宜服補中健脾湯 症名子氣

天仙藤洗炒 香附炒八下 陳皮 紫蘇八 甘草八 烏藥廿 木瓜子

姜皮三片 水煎服 虛人必須加人參子 白朮子 當歸子 方可用 脾氣虛弱

宜補中益氣湯

十二孕婦口禁（目吊、角弓反張）項強手足攣縮言語蹇澀痰涎壅盛不省人事不可作中風治

子淋方○

宜服羚羊角散○如無痰言語如常但見中風症此因血燥動風不可概以中風論治悞人性命○症名子癇

（諸風掉眩皆屬肝木……血虛故有以上諸症……以風痰藥佐之）

加味羚羊角散 一方無五加皮

羚羊角一錢 當歸一錢 川芎八分 茯神一錢 甘草五分 棗仁炒一錢

米仁一錢 杏仁一錢 五加皮八分 獨活八分 防風五分 木香一分

虛人加人參一錢 痰多加竹瀝薑汁 脾胃弱加白朮一錢

十三孕婦小便澀少或成淋瀝（心煩悶亂）名曰子淋宜服加味安榮飲 症名子淋

人參一錢 白朮一錢 甘草五分 茯苓皮一錢 通草一錢 當歸一錢 麥冬二錢

燈心一丸 若有痰宜清肺金加黃芩八分 若怒動肝火亦宜用之 此係膀胱小腸虛熱也 亦有因房勞內傷胞門衝任虛者 宜六味湯或腎氣丸

尿血十二○ 轉胞證○ 孕婦行經 東十○ 胎水不利○ 九

十四孕婦身体勞苦或過食炒炙等物小便中帶血宜清膀光之火當服

加味逍遙散

當归 チ 白芍 チ 柴胡 チ 茯苓 ケ 白朮 チ 甘草 ワ 丹皮 ケ 梔子 ケ

[illegible]

十五孕婦臍腹作脹或小便淋秘此由脾胃氣虛胎壓尿胞宜安胎飲

加升陳以升提之 症名轉胞

[illegible]

人參 白朮 甘草 当歸 川芎 生地 陈皮 半夏 柴胡 中 升麻 中

姜水煎服或空心服飲盐湯探吐則氣升斯下经行亦一治法也

十六孕婦元氣壯盛孕後仍有經来幾次若不見腰腿酸疼不須疑慮

乃血盛故也不須服药或安胎飲亦可服之

十七孕婦胸滿腹脹便秘遍身浮腫名曰胎水不利宜服鯉魚湯

子嗽六

白术錢　茯苓錢　當歸錢　芍藥錢　用鯉魚一尾約重一二斤去鱗
腸加橘皮少許生薑七片用水四盞煮取汁一盞半加前藥煎七分
盞溫服如水未盡再製如前服　或四君子湯或五皮飲消而服

十八孕婦咳嗽傷風寒宜服寧肺止嗽飲　症名子嗽
紫蘇錢　桔梗錢　杏仁錢　桑皮八分　知母錢　天冬錢　甘草
有痰加橘紅五分　竹瀝薑汁　熱嗽黃芩　虛嗽紫菀錢　款冬錢
喘夜多嗽麻黃八分　痰積嗽瓜蔞錢　心胸不舒貝母百合各錢
又方咳嗽不止胎不安　名曰子嗽　由于火邪宜清火潤肺為主　紫菀湯
桑皮　杏仁　桔梗　紫菀　天冬　甘草　竹茹　水煎服白蜜溫服

十九孕婦咳嗽吐血宜服加減犀角地黃湯

紫蘇　黃芩
參　白芍　茯苓
砂仁　葛根
厚朴　澤瀉
腹痛或[illegible]
日加[illegible]
歸芍

、生地子　當归子　天冬子、麦冬子　白术子、陈皮可、甘草可

、紫苑子、知母子、黄芩八分　犀角八分　氣喘加瓜蔞仁子

二十孕婦霍乱吐瀉心煩腹痛先服六和湯如不安次服安胎飲減陈皮加生姜

人参子　茯苓八分　半夏八分　陳皮　甘草　霍香各可　扁豆子　木瓜子　砂仁四

杏仁十粒　竹茹元　姜枣水煎服

二十一孕婦瘧疾不論寒多熱少　熱多寒少[illegible]以安胎為主清寒熱[illegible]
孕婦氣虛弱加入[illegible]隨证治之不可[illegible]用　[illegible]等方

〇人参不　白术不　甘草廿　當归　紫蘇　黄芩子　霍香廿　青皮子　半夏

烏梅六个　草果　姜水煎服

廿二孕婦痢疾或紅或白或紅白相兼裡急後重者身熱腹痛皆宜此方增補

、川連、茯苓、白芍各　當归子、甘草廿、枳壳八、厚朴八、山查子、木香一

陳皮八卜 地楡（紅麹） 水煎服 檳榔即桃仁紅花以其降氣破血也（孕婦血痢用白朮茯苓甘草乳香没薬神效）

滞澁甚者加酒炒大黄二分（或少加升麻甘草最妙） 一説大黄亦宜補爲參酌之

如過半月以後責脾胃虚滑者宜服後方

人參六卜 白朮五 陳皮ヿ 甘草ヿ 當歸手 白芍六卜（酒炒） 黄芩ハ卜 黄連ハ卜

厚朴中 木香手

又妊娠下痢白色晝夜數十行用黄栢密水拌炒焦爲末大蒜頭煨熟

去皮研爛和丸梧桐子大毎服三四十九空心米飲下日三服神效（秘即應）無比

○並孕婦口乾不得臥宜安胎飲加麦冬乾葛

又方 黄連爲末粥飲調下一錢

○治孕婦煩熱心神煩躁口乾渇宜服參知散

人參　知母　麦冬　梔子各半　条芩廿　水麦根八分　犀角八分磨　甘艸廿

夏加竹瀝姜汁東水煎服

廿五　孕婦熱病嘔吐不食胸中煩躁宜服乾葛散

乾葛　芦根各五分　人參　麦冬　知母各半　梔子炒半　竹茹一丸

葱白三寸

廿六　孕婦熱病發斑赤黒色小便如血氣急欲絶胎落之症　此危症也宜梔子大青湯

生地三分　黄芩半　梔子半　青黛　石膏各五分　杏仁十五粒　豆豉四十九粒

升麻半　葱白三寸

廿七　孕婦病骨節疼痛不可忍　不急治則胎落宜升麻散

升麻　葛根　石羔　青黛　前胡

痰加竹瀝姜汁

廿八 孕婦患吐衄血或因破傷失血驀然口噤項強手足拘攣動

復艱甚皆似角弓痓類中風切不可作中風治用降火化痰之 皆由血虛致 擅

劑宜服安胎飲補血為主風痰藥佐之

安胎補血理風湯

人參三 白朮半 甘草一 當歸半 紫蘇一 黃芩半 川芎半

天麻半 羌活一 防風一 荊芥一 熟地半 麥冬、

或作脹或脹乃作痛 此是脾胃氣虛 不耐承載 用四物湯

姙娠若將產不宜用補中益氣湯

若胎脾胃虛弱飲食停滯以致腹脹噯吐宜加參朮胃散

附錄十則 白朮一 當歸一 陳皮一 炙甘草

廿 孕婦身居安逸，以致胞肥，甘肥者忌，不常食物不節，致胞胎

肥厚，懶怠得生，無痿廢，臨月難之易生，以之催生，及胞衣

不下俱效

當歸 川芎 白芍 只殼 朮 香附 甘草 髮灰

為末 共為末，每服二錢，水煎，一日二服，神效

胎前氣血虧弱，生子多不育，宜補以止之，十全大補

湯

跌撲傷胎，血傷生新，因墮傷手，敗胎落胞加黃芪，服下，痛止，母子俱安

若胎已損，外傷物并下者，加童便，用當歸附黃芪每錢保產

治之

偶因跌撲，傷胎下藥後損，不動而痛，急服佛手散，或二服後痛止

若藥胎落，而遂為痛不止，或橫逆不順，或煩悶，胎已死，急服催生

而出

增補胎前

子滿　孕婦至七八個月其胎長大腹大脹滿逼迫子戶坐臥不安名曰子滿束胎飲主之

白朮　黄芩　蘇葉　枳殼　大腹皮各等

砂仁半　炙甘三下　姜水煎服

子鳴　孕婦或欠身或向高處取物子在腹中失脱口中所含肐膌故啼名曰子鳴

治法　令孕婦作男子拜或以荳撒地上令孕婦拾之子復得含着肐膌即不啼矣　或用黄連甘草各一錢水煎服立愈

子瘖　孕婦至八九個月忽然聲瘖語言不响由少陰

之脉下養乎胎不能上榮于舌故也俟十月滿足産子後
語言自清非為病也不必服藥可也
孕婦泄瀉以補中安胎為主
用四君子湯加　白芍錢酒炒
如發熱而渴為加條芩錢　不渴為寒加炒乾薑半　烏
梅一个　久瀉大渴加葛根　乾薑　訶子　烏梅
孕婦患乳瘡毒癰者托裏解毒湯主之
當歸　川芎　黃芩　白芷　連翹　花粉
金銀花　甘草節各錢　青皮半　皂角刺十个
如在背上臂上生者病在陽明本方去青皮加　升麻錢

葛根等　如胸前兩頰生者病在少陽本方去白芷加
柴胡　梔子　龍胆草各等　如肩膊腋下生者病在
太陰本方去青皮加陳皮　桔梗　桑皮　天冬各等
如在胯下陰傍生者病在厥陰本方去白芷倍加青皮
如在手足掌內生者病在少陰本方去白芷青皮花粉
加黃連　黃柏　木通各等
凡癰毒有九處不可治
一伏兔脚背　二腓腨脚肚
三背脊中　四臟俞夾背兩傍　五項對口　六腋
七鬢　八髭　九顋
孕婦忽然無故悲慘哭泣狀若邪祟此臟燥也十棗湯主

之

甘草三両　小麦一升　大棗十个　水六升煮三升去渣分三服即

效再服　竹葉湯和之

人參　茯苓　麦冬　炙甘各分　小麦一合

加竹肉一丸姜三片大棗五枚水煎服

孕婦衄血從口鼻中来此乃傷熱之故血熱妄行冲傷胞絡

宜服涼胎之药不可用四物止投衄血散立效

蒲黄分　黄芩　白芍　丹皮　側柏葉各个　糊丸清湯

下

孕婦吐逆不思飲食腹中作痛乃胎氣不和之故宜和氣散

蒼术卄 厚朴个 陳皮卄 甘草卄 桔梗个 益智个 砂仁三丁

藿香个 木香卄 小茴个 丁香三丁

孕婦氣嗽不得卧因過食生冷兼有風寒中胃肺經生痰

宜紫蘇湯主之

蘇葉 桑皮 枳殼 桔梗 知母 貝母

當歸 甘草

孕婦氣嗽動紅久嗽不止其紅每月應期而来日午心熱氣

嗽人皆作勞治不效先以逍遥散退其熱後用紫菀湯

以止嗽而愈

孕婦潮熱氣痛此乃受湿毒之故湿生熱也宜以四苓散主

孕婦癱瘓手足不能動此乃胃脘有痰凝住血氣所致宜
之
烏藥順氣散主之
孕婦或中暑毒其症發熱而渴自汗精神昏憒四肢倦怠
少氣用清暑和胎飲
人參　白朮　黃芩　黃連　知母　麦冬　五味
黃芪　炙甘　各等
孕婦中濕或冒雨水或感霜露之氣或久居濕地或大汗出用冷水
洗浴其症發熱骨節痛身重頭痛鼻塞用黃芩白朮湯
條芩半　白朮半　蘇葉半[illegible]　薑五片煎

孕婦傷寒

清熱安胎為主各隨六經所見表裏之症治之不得與常病傷寒同治以致損胎悞母子性命　凡得傷寒病不拘日數但見惡寒發熱為病邪在表用四味紫蘇和胎飲為主各隨見症加減治之

○四味紫蘇和胎飲

蘇葉 錢　白朮 錢　黃芩 錢　甘艸 分

如見太陽症惡寒發熱無汗頭痛項強腰脊痛本方加

羌活　防風　川芎　藁本 各分　加葱頭薑煎

陽明症惡寒却不發熱只頭痛眼眶痛鼻乾本方加

葛根　白芷　防風　淡豆豉一撮　加葱白三根煎

少陽症寒熱往来頭眩或嘔或心下煩或胸脇満耳聾本方加

柴胡木　人参木　頭眩加川芎木　嘔加半夏八卜　胸脇満加

枳殻木　桔梗于　姜棗煎

太陰症悪寒無熱腹痛吐瀉不渇手足逆冷本方加

人参　乾姜　白朮泔炒各木　姜棗煎

少陰症悪寒踡臥発熱手足冷本方加

独活　熟地　細辛各木

厥陰症悪寒手足厥冷唇口青徧身痛如被杖頭頂痛本方加

帰身　呉茱萸　細辛　加葱頭姜煎

手太陰肺経症此亦太陽症兼肺経病也悪寒発熱咳嗽甚者本方加

麻黄予 杏仁予 葱白三根 姜二片煎服

以上三陽諸症乃陽经傷寒之表症三陰諸症乃陽经直中之寒症非是三陽傳入三陰症也其後手太陰肺一症亦是太陽症而兼手肺者也

凡得傷寒勿拘日数但無悪寒頭痛只發熱口燥咽乾而渴此病邪在裏用黄龍湯為主随症加减治之

○黄龍湯

柴胡 黄芩 人參 甘艸各予

太陽症裡發熱口渴小便不利加

白术 猪苓 泽瀉 赤茯 木通各予

陽明裡症發熱大渴自汗悪熱加
知毋子　石羔半　淡竹葉廿片　粳米一撮
正陽明腑症大熱大渴煩躁大便不通本方去参加
枳実子　大黄煨子　芒硝子　加姜煎以利為度
少陽裡症發熱口渴心煩不得眠或乾嘔加
麦冬　花粉　梔子　棗仁　竹肉一丸煎
太陰表症此是傳經症仍当引邪達表而愈故亦是表症也發熱而渴腹痛自利加
白朮　茯苓　白芍　阿膠各子
少陰表症發熱而渴自利不止手足冷本方去柴胡加
乾姜　茯苓　砂仁　赤石脂各子

厥陰表症發熱而渴利膿血手足冷加

白朮　茯苓　歸身　白芍炒各卜

以上三陽諸症乃三陽經之裡症陽經亦自有表裡

也三陰諸症乃三陽經傳入三陰故亦云表症不同于

直中三陰之症也

勞復症

黄龍湯加知母卜　麦冬卜　石羔卜　淡竹葉　粳米

食復症

四味紫蘇和胎飲加枳實　黄連炒　神曲　陳皮

若時行天氣傳染者依上法分六經表裡治之或于初病之

時用敗毒散加和胎药解之

人參 茯苓 甘草 羌活 柴胡 前胡 葛根

蘇葉 川芎 枳殻 桔更 黄芩 加姜葱白煎

凡傷寒熱不解遍身發斑赤如錦紋加味化斑湯主之

人參千 知母千 石羔千 黄芩千 梔子千 生地千

甘草八卜 淡豉半合 淡竹葉廿片

活人書治孕婦傷寒發斑赤黒者梔子大青湯

梔子 大青 黄芩 升麻 杏仁 加葱白煎

附海藏孕婦傷寒治法

王海藏治妊娠傷寒以四物湯為主隨六經見症加減治之

傷寒表虛自汗者四物湯加地骨桂枝 ○表実無汗者細辛兼麻黄

○少陽経症柴胡黄芩入 ○陽明経石膏知母藏 ○小便不利

加茯苓澤瀉 ○不眠黄芩梔子良 ○風濕防風與蒼朮

○胎動血漏加膠艾汗下後或致漏血者 ○虛痞朴枳実頗相当

○脉沉寒厥亦因桂附子 ○便秘蓄血桃仁大黄 ○安胎养

血先為主餘因各症細推詳

內傷

婦人平居無疾苦忽如死人身不動搖目閉口噤或微知人眩冒移時方寤

此名血厥亦名鬱冒因出汗過多血少陽氣獨上氣塞不行故身如死人

氣過血還陰陽復通故移時方寤宜白薇湯

白薇　當歸各兩　人參半　甘艸[illegible]　每服半水二盞煎一盞溫

服

此乃浮箋，附于此處。

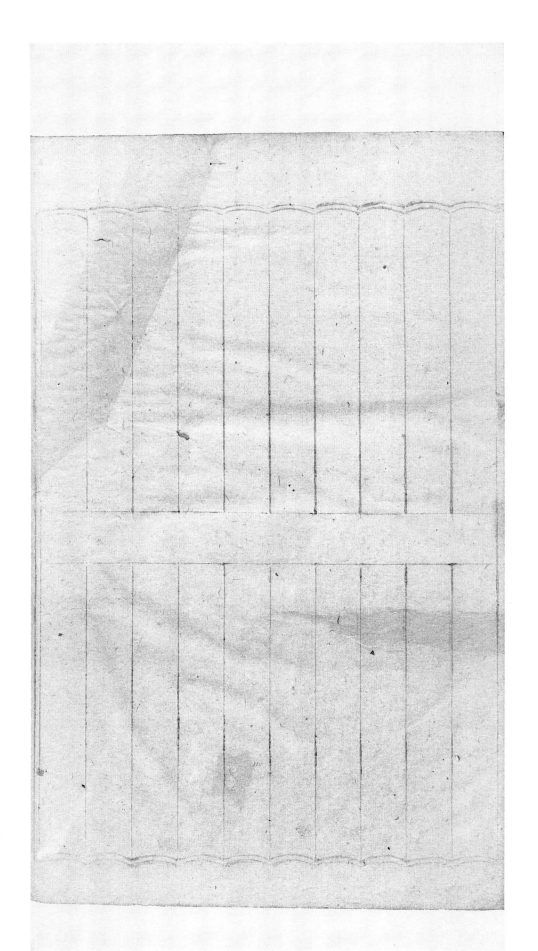

臨產須知目録

破灵丹

加味平胃散下死胎

加味芎帰湯治难産亦下死胎

横生倒産方

胎衣不下

生化湯治胞衣不下

保生湯

達生散

第四巻臨産須知

脉訣云夜半覺痛應分娩来朝日午定知生由此观之則腹痛数時方当産也須安心靜氣順其自然直至腹臍痛急眼中如火蒸門迸急水血俱下此時子已出胎產母方可用力若未如此即一二日或三五日切勿倉皇急遽惟免強忍痛用独参湯或廷生散并進其飲食行住坐卧聽其自便時至自然分娩諺所云瓜熟蒂圓毋待強為也

臨產大字真言 一日陣 二日盡痛 三日慢防危

凡產育之难者皆因坐產太早用力太過遂有横生倒產之厄蓋臍腹疼痛之初兒身未順切宜慎之胞水来数斗痛声開口者危甚

產時门户俱正兒已露頂而不下非頂也或在右額角也此乃臍

帶絆兒之肩名曰碍產令產母仰卧輕輕推兒向上以手輕撥兒肩
去帶而產　產兒偏住左右腿畔先露額角而不下名曰偏產令
產母仰卧輕輕推兒近上審是偏左偏右以手扶其頭頂端正而
產　兒頭後骨偏拄谷道露額而不下名曰根後須于穀道外
旁輕推兒上令正而產　三者皆母曲身坐卧用力太早所致也
用力早而手先出者名曰橫生足先出者名曰倒生先以塩塗手心
脚底又須急搔之并以塩塗母腹上又以小綃針于兒手足心刺入三
分三四次刺之以塩少許擦其上輕輕送入兒痛驚轉一縮即当回順
未產腸先出者名曰盤腸生急將淨盆盛溫水入香油少許以养
潤其腸待小兒胞衣俱下時令產母畧仰卧吸氣上升穩婆將香油

後欲免此患服地黄黄丸加五味子肉桂一分以補下元潤鐘酒于禾孕之前服之

以上並同方[illegible]

平日氣常[illegible]

及到臨時用之[illegible]

行以藥服

隨息下一次[illegible]

塗手徐徐送入無妨　一法將大紙釘雕麻油點火吹滅以其烟熏鼻孔即上　一法以半夏末搐鼻孔中自上　一法盛腸于潔淨罐中將黄芪煎濃湯浸之上　又有產畢而膀光墜出產户者治同

横逆难產方

伏龍肝灶上中心土多年紅者為佳　研細末酒调一錢其药兒頭帶出也

又方　蛇蜕一条全者　蚕故帋一張　[illegible]盤泥封同燒存性　研末煎乳香湯下一錢而服即出

又方　阿膠炒　滑石　黄葵子各一合　共為末每服四錢滚水送下如不研末药四錢水二鍾煎服亦可

催生兔腦丸

治生理不順横逆產难神效

臘月兔腦髓一个　母丁香　乳香各一錢另研　射香[illegible]　共為末兔腦搗

為丸如芡実大陰乾重帋密封臨產溫酒送下一丸男左手女右

手握药丸而下其丸洗净珍藏尚可再用一次

霹靂奪命丹治臨產未產時目翻口噤面黑唇青口中沃沫子母命在須臾

若两臉微紅子死母活急用此方

蛇蜕一条 蠶退帋燒灰存 髮灰一錢 乳香五分 煎湯送下 此様是難產

催生如神散

須兒頭正頂產门服之未正先服恐催逼以致逆 再思後藥

百艸霜 白芷 滑石 各等分為末

芎帰煎湯送下每服二錢

加味益母丸

益母艸四两 白朮一两 条芩八分

煉蜜為丸如彈子大清湯送每服一丸孕内常服一丸甚好若虛弱人

安胎飲送下　多氣人加木香　承胸膈不舒暢加紫蘇　陳皮各字

治血胞水來而交骨不開俾産宜服大料加參芎歸湯以助血氣旺壯自然即開分娩

人参三四錢　當歸兩　川芎甲　益母草ホ　甘草甲

右水煎連服二三帖如前合成益母丸用四味煎湯送下一丸如仍服兩帖後不開加敗龜版一个酥炙　亂髮燒灰　生育婦髮燒灰　髮一握燒存性

子宮不收産門不閉

人参ホ　黄芪ホ　白朮ホ　炙甘甲　川芎ホ　當歸ホ　升麻个

子宮不收丹加半夏个　五味十五粒　芍藥个醋炙　酸以收之補而升之也

此症皆元氣不足患此娩後必多服生化湯以消血塊繼服此方

胎衣不下此因身弱血少水乾故不下宜芎帰益母湯

川芎 五 当帰 五 益母 五 和老酒煎服即下

增 胎衣在胸膈者难治若在小腹用破灵丹 紅花 四 蘇木 五 酒煎服 此方未妥斟酌

增 婦人难産若唇舌俱青者或口中沫出母子俱死面青唇舌赤者子活母死面赤唇舌

青者[redacted]死[redacted]治速下死胎以救母 面以保母舌以保子

蒼朮 厚朴 陳皮 各五 甘艸 五 朴硝 五 濃水煎服其胎化水而出

凡死胎只宜佛手散服之自下或不下再用平胃散加朴硝二三錢化下極易取出

又 當帰 三五 川芎 五 敗亀板 一 酒炙 婦人髪灰 一 水煎服其胎亦下也 此方

兼治臨産交骨不開産後门户不閉神效 後方名加味芎帰湯

立法含蓄 精义无差 总之切切用 方方保药以 保母命

增 産婦横倒胎衣不下 米夏 五 白蘞 五 研末每服二銭陳酒下

难産一服横生両服倒生三服児死母生

增　胎衣不下紅麴研碎炒好陳酒泡飲立下

增　保生湯　臨產服之最妙

人参分　生地半　当帰弐　川芎弐　牛膝半　水煎

增　達生散　姙娠八九月服數十劑易產有力

当帰　白芍酒炒　人参　白朮　陳皮兼　甘艸分　大腹分

紫蘇分

春加川芎　夏加黄芩　秋加澤瀉　冬加砂仁或木通

或有別症以意息消加減

胞衣不下宜服生化湯溢服两帖初畱就送益母丸一丸次畱又送外用烘

熱衣服煖產婦之腹使腹常和煖為要　胞衣不下皆因悪露脹于胞中故亦宜此方也乃有氣血疲弱

不能傳送而倚閣不出者。此方能補之故亦效也

滑胎散　月足將產服之

生地 四錢　歸身 二錢　白芍 二錢　丹參 二錢　地骨 二錢　川斷 二錢　杜仲 三錢　山藥 二錢

牛膝 二錢　車前 一錢半　冬葵子 一錢半　滑石 一錢　紫蘇梗 一錢　姜棗為引

三日不產方　人參 一錢　熟地炭　歸身　川芎　肉桂 一錢　牛膝

千金神造散　治双胎。一胎死，在如○。用蟹爪以去其死○，阿膠以安其

生○。甘草和藥性○。其說精玄○，亦理之所有者○，不可不知○。其法曰○：洪

脈之陽但識○，若双胎○，若由陰微胎○，謂精胎○，血即

還○。但養不同○，胎即偏衰○，其一獨死○，其一獨生○。不去其死○，害母

失胎○，是才全之○

產初論治法目録

氣短似喘

新産後十九危症

一勞倦傷脾不思谷食

産後瀉痢喘症

第五巻産初論治法

産後諸症其目有三一曰血虚火動二曰敗血妄行三曰飲食過傷何以明之氣属陽血属陰経曰陽虚生外寒陰虚生内熱産後去血過多血虚火動而為煩躁発熱之類一也　血猶水也水之就下性也搏激可使過顙在山勢使然也産後虚火上載敗血妄行而為頭暈腹痛之類二也　経曰少火生氣壮火食氣東垣云火為元氣之賊火與元氣不両立一勝則一負産後火傷元氣脾胃虚弱飲食過傷而為痞満吐瀉之類三也

治之之法血虚火動則補之敗血妄行則散之飲食過傷則消之何患不愈哉雖然元氣有虚実疾病有浅深治療有難易又不可以槩論也

產下家人不可喜子慢母產母不可顧子忌饞又不可產訖即臥或
忿怒氣逆皆要血逆致暈慎之
產後血塊古局方用蘇木稜莪峻攻塊痛实破損新血而重虚產
婦後學信用悞人何異孫刃殺人乎特誌之以告同志慎毋妄用也

產後禁用药例品

產後氣不順禁枳实厚朴等耗藥
傷飲食禁枳实大黄稜莪
身發熱禁黄芩連柏梔子牛柴等凉药
新產七日内禁地黄芍药蒼朮
血塊痛禁牛膝蘇木稜莪　大便不通禁大黄芒硝

禁用济坤丹損氣血　禁服瘦胎丸損胎

禁用產宝等峻药方

以上諸药若悮服之多致崩淋昏暈等症只宜頻服生化湯自然塊消痛止神清氣復而舒暢平安矣

產後禁用食物例

梨　橘　柑　柿　西瓜　藕

凉粉　绿豆　麵　冷飯　荞麦

鵝　犬　猪羊首肉　牛　鷄子

莧　苔　生菜　以上俱能停血作痛

生姜　胡椒　酒　艾酒　濃茶　行血致崩

砂糖酒　山査湯　損新血

既産調護

一冬末春初天氣凝寒宜密閉産室四圍置火常令和煖而且下部衣服不可去綿腹中用小衣服烘熱温之方免胎寒血結也雖暑月不可單裳衣被蓋腹寒則血塊不行耳又暑月亦不可用冷水洗手足　一七日内不可洗下部滿月後方可梳頭洗澡一百二十日不可勞力過度　一兒下而胎衣遲下要蓋護産母下部腹中用熱衣温之又多服生化湯幷産後益母丸　一産母虚甚須燒磚石秤錘以防血暈　一纔々産不得過于酒々能散血入四肢且臓氣虚不勝酒力　一兒下地即服生化湯二帖共三煎

會稽錢氏世傳曰。嘗論産証。本属血虚。陰亡陽孤。氣亦俱病。如大補則
氣血從生。倘失調、則諸邪易襲。四物避芎、藥之寒。四物浮薑、桃之妙。氣。毋
耗。散。法。兼。補。虚。食。必。扶。脾。勿。專。消。導。熱不可用芩連。恐致宿積凝滞。寒
不宜用桂附。反招新血流崩。三陽見表症之多。似可汗也。用麻黄、則重竭
其陽。三陰見裏症之劇。似可下也。用承氣、則大涸其血。耳聾脇病。乃腎
虚惡路之停。休用柴胡。譫語汗多。乃元弱似邪之症。毋同胃實。厥由陽
氣之衰。雖分寒熱。非大補、不能回陽。痙因陰血之虧。豈論剛柔。非滋營、胡
以潤絡。潮熱似瘧。以瘧治、則迁延。神乱似邪。以邪論、則立困。総属大虚。須從
峻補。去血多而大便燥。從容加于生化。非潤腸和氣之能通。患汗出而小便
難。六君倍用参芪。必生津助液之可利。加参生化。頻服救産後之危。活命

○活命方用男絕嗣之人
長生調攝須產前加意

此爲浮箋，附於此處。

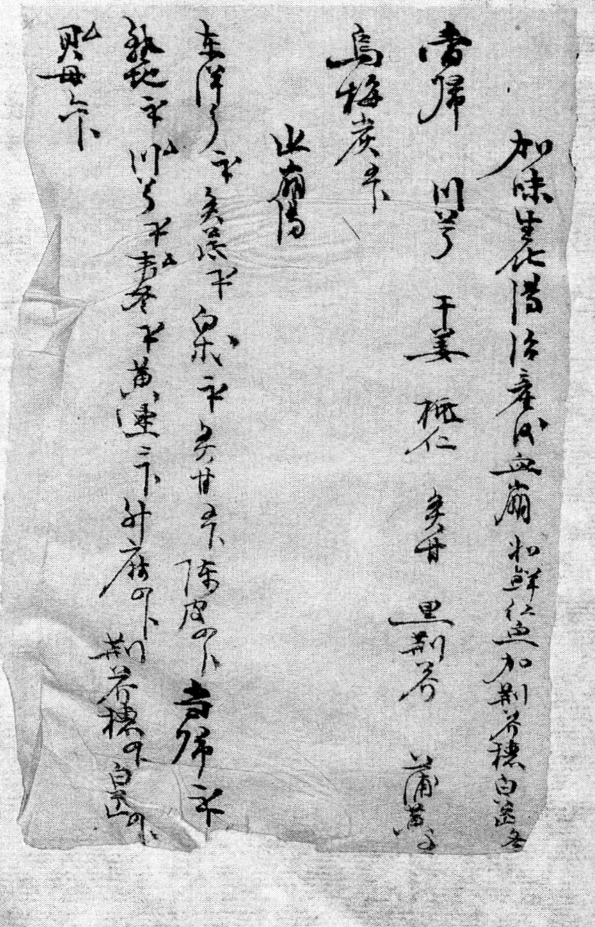
加味生化湯治產後血崩 如鮮紅血加荊芥穗白芷各
當歸 川芎 干姜 桃仁 炙草 黑荊芥 蒲黃
烏梅炭末
止崩湯
東洋參 炙芪 白朮 炙甘草 陳皮 當歸
熟地 川芎 青蒿 黃連 升麻 荊芥穗 白芷
貝母

生化湯　凡孕至九個月照方預買制下如法至胞衣一破速煎一帖候兒生即服不論正產小產俱宜服兩帖以消塊生血

○當歸八錢　川芎三錢　甘草五分　炮姜五分　桃仁十粒去皮尖　或加陳皮五分

水二鍾煎七分加酒六七茶匙稍熱服渣留後帖并煎二帖共三煎要在一兩個時辰內未進飲食先相繼頻服則下焦血塊速化而驟長新血自無厥暈之患且產婦服一帖漸增精神不厭藥之頻也若照常症日服一帖豈能挽回將絕之氣血哉凡胎前素虛弱人見危症熱症墮胎要不拘帖數服至病退止藥　如產婦勞甚血崩形色脫或汗多氣促即加人參三四錢在內頻灌無虞以人參加于生化湯雖有血塊無碍　然必大虛症方加參也

○凡產後血塊痛生化湯為主血塊散加參生化湯為主

○当帰半 川芎二ホ 炮姜半ト 炙甘半ト 桃仁十粒 人参三四銭不拘 棗二枚 水二鍾

煎七分服

新産後五急症　並宜加参生化湯加減主治 云倍参生化湯者参宜重用也

一娩児下即時昏〻暈〻形色脱倍参生化湯加荊芥五ト

二産後労〻倦〻形色脱倍参生化湯加黄芪一ホ 熟地二ホ 如血塊痛二味不用加熟附甲

三産後血〻崩〻形色脱倍参生化湯加荊芥穂五ト 如血塊痛散可服升麻五ト止崩復神

○烏方 白朮二ホ 当帰二ホ 熟地二ホ 人参二ホ 黄芪二ホ 炙甘甲 陳皮甲ト 黄連七ト

荊芥穂甲ト 白芷甲ト 升麻甲ト 棗水煎服

四産後汗〻多〻形色脱倍参生化湯減炮姜加麻黄根棗仁黄芪各一銭 熟地二ホ 浮小麦

五十粒 防風五ト 如血塊痛未止減去黄芪熟地 …

五産後氣短似喘倍參生化湯加沉香磨一下 陳皮四分 香附五分

○以上五症兼補症加減法如渴加麥冬一錢 五味子十粒 驚悸棗仁益智各一錢

傷飯麪食加神麯炒八分 麥芽五分 傷肉食加山查五分 砂仁五分 瀉加茯苓一錢 澤瀉

八分 山查五分 大便燥結加肉蓯蓉一錢 寒嗽加杏仁十粒 桔梗一錢 痰加天花粉八分

橘紅四分 虛嗽加麥冬一錢 瓜蔞仁八分 氣虛有痰加竹瀝半酒鍾 姜汁少許 食

少加白朮一錢 足厥冷加附子四分 小便不禁加益智仁八分

新産後十九危症 並用加參生化湯加減治之

○一勞倦傷脾不思穀食加參生化湯加白朮一錢 陳皮四分 升麻四分 血塊痛去白朮

○二頭痛身熱自汗倦怠加參生化湯加黃芪麻黃根地骨各一錢 羌活防風白芷各一錢

○三感寒頭痛身熱嗽嗽重有痰有汗加參生化湯杏仁桔梗天花粉各一錢 麻黃根

地骨皮各不 如頭痛甚加連鬚葱頭五個

四先寒後熱或潮熱或夜熱每日應時而發狀類瘧疾有汗加參生化湯加柴胡个

青皮二下 烏梅二个 汗多不止加麻黃根熟地 食少加白朮黃芪陳皮 慎不

可用常山飲四獸飲青脾飲等方

五妄言見邪加參生化湯加茯苓遠志棗仁柏子仁各不 橘红卞 麦冬不

六身熱有汗脇痛或潮熱加參生化湯加黃芪麻黃根各不 柴胡桂枝各卞 脇下痛

手按之而痛減加熟地一不 禁用小柴胡湯

七身熱有汗大便不通加參生化湯加麻黃根不 地骨皮麻仁肉蓯蓉各不 禁用大黃

九有汗小便多加參生化湯加麻黃根黃芪麦冬五味子葛根

拾有汗洩瀉加參生化湯加麻黃根手 肉果一个麵裹煨 石蓮十粒

十一 有汗泄瀉危困宜服丹溪医案方 人参半 茯苓三分 白朮三分 附子分 詳巻十六

十二 大便不通誤食大黄遂成鼓脹 十三 傷食誤服消導药成鼓脹 十四 忿怒誤服耗氣药方成鼓脹 並宜服丹溪医案方 治產誤下誤消誤耗三症

人参白朮當帰各分 川芎芍药茯苓各分 沢瀉大腹皮蘿卜子各分 厚朴紫蘇各分

陳皮木香各分 傷食神麦芽山査砂仁 怒氣木香磨

產後本虚誤用消下等药是謂虚虚余用此方大補氣血屢試屢驗 胎前鼓脹亦取奇效

十五 傷食痛或脇痛誤服消導药方多絶穀食用人参三钱姜一片水煎調飯鍋焦末三匙漸引開胃氣 此方名長生活命丹不独產後胃弱為佳即諸病胃弱皆治

十六 血崩日久不止宜升举大補方

人参分 黄芪分 白朮分 炙甘廿 陳皮廿 当帰分 熟地分 川芎分 麦冬分

荆芥　羌活　防風　升麻　白芷各五分　黄連三分　黄柏二分

十七　神昏形脱有汗倍参生化湯減姜餘隨症加用

十八　足冷嗳厥一日而三四次厥去倍参生化湯加白术熟地各一錢　熟附子四分

十九　子宫不收產户不闭脱症倍参生化湯去姜桃仁加芪术見四卷臨產

八產有汗大便不通潮热譫語中妄言加参生化湯加麻黄根大棗

仁地骨皮各八分

九產後並用生化湯加減治之但人参補而行不妨遍加其黄芪白

术熟地有阻血硬痛之患地骨柴胡芍药生地黄柏黄連（芩連知柏）皆寒凉

凝血之物必須去產日久間無塊痛方可加用學者慎之

產後方症觧目録

十感寒心下痞悶　　不語
十一感寒心腹攻痛　　言語含糊
十二風寒咳嗽　　惡路不下
十三頭痛身熱惡寒　　惡路不止
十四往來寒熱腸痛　　癥瘕
十五發熱
十六類二陽症論治　　產後瘧
十七類三陰症　　惡路已淨昏暈
十八類瘧　　胞損成淋
十九類中風　　備用方二
廿汗後類痓

廿汗

廿一盜汗

廿二霍乱

廿三嘔逆不食

廿四煩躁口渴

廿五水腫

廿七徧身疼痛

廿八四肢麻木

廿九骨蒸

三十目痛昏熱

卅一心痛

卅二腹痛

卅三小腹痛

卅四肢節疼痛頭痛汗不出

卅五腰痛

卅六怔忡驚悸

卅七燥咽乾小便不利

卅八小便不禁

卅九小便数

卌淋

四十一產戶感風寒

四十二泄瀉

四十三完穀不化

四十四痢疾

四十五大便不通

四十六發癰疽

四十七流注

四十八膀腿硬腫似癰

四十九半月以上血塊不散

五十產後一月惡路重來昏迷倒地

孫一奎從姪婦人，季夏難產。夜半叩門求治。問作何狀，對曰：產已及旦。
不能下。用力則胸膈間有物上衝。痛不可忍。因思少頃。曰：此必兒
臍之也。兒所一上一下也。及至兒在下欲產，在上者以用力而上衝，惟其
衝胸膈也。故痛不堪。強為產。當用方服產後治，其各
大小家俱未論及。將何以處。因詳思其法，偏情必要上而下
難用力產也。可取益母元散，用其與之，令以紫蘇湯送下。順其
此法，使其入腹而胸膈寬，產遂。不逾時，產一女，母亦無恙。
或問曰：益元散乃香利藥，何能取效若是？曰：其藥性滑利，下氣
降，滑以利竅，亦健生之良品，益歷知竟是乎？亦以為
載於下者。此法方書不載，故記之以備婦女科者採用也。

第六卷產後方症解

一產後血塊痛宜生化湯頻服几帖即塊散痛止氣旺血生雖少壯產後無病多服几帖補氣血而益精神誠爲有益無損也

婦人病倍于男子因產症之偏多也大產家血塊医者所當先論毋視爲輕而忽之也因古局方偏用蘇木稜蓬峻攻痛塊反破損新血而重虛產婦後學世相傳授信用誤人不知几千年矣無異于殺之殺人也故特刊其首章普告視產者庶知所戒也凡一應散血方一應破血無藥雖峻者查性緩亦不可單用惟此生化湯落血塊乃娩後化旧生新之聖藥也

生化湯 方見五卷

又方用益母丸一顆或鹿角灰一錢或失笑散三方內隨用一方以行塊

就以生化湯送下外用烘煖衣服煖和塊痛處雖暑月亦要和
煖也 如兩三日內服生化湯痛減其痛可揉乃虛痛也宜加參生化湯 如七日內感寒冷物血塊結痛甚者加肉桂八分 凡血塊未消不可遽加耆朮地黃用之則痛增劇
大抵產婦勞傷氣血至虛娩子竭力送胞化塊留滯腹間作痛
甚有氣不運而昏迷暈厥切不可妄論惡血搶心用蘇木等散血
之劑只須服生化湯幾帖即時塊消痛止神清氣復而舒（頓愈）暢乎
安矣行血如生地牛膝敗血如三稜莪朮俗用山查砂糖消塊姜梹艾酒
定痛皆致昏暈崩淋等症慎之戒之
○二產後血暈宜生化湯頻服几帖服至產婦精神可止如血暈形
色脫或汗多加人參三四錢桂枝四分決不可疑參為補而緩服
凡分娩之後眼見黑花頭眩昏暈不知人事謂之血暈其因有三一曰

韭菜細切納有嘴瓶中將滾醋兩鍾沖入瓶內速以瓶口沖產婦鼻中即醒

勞倦甚而氣竭神昏或因血大脫而氣欲絕三因痰火乘虛汎上而神不清患此三者皆魂不循神往來而机運而幾息也當急服生化湯以行塊定痛化旧生新即時血生而氣轉而心安而神清矣蓋以芎歸性有化生之功也若偏信古方認暈症為惡血搶心輕用散血之劑認為痰火純用消降之方殞人之命多矣

臨盆之際必預煎生化湯候兒下連服兩盞帖及產婦枕邊救執一個入醋甕于內燒秤錘投于瓶甚氣令產婦觸之決無昏暈之症

●加味生化湯　治產後三等血暈

當歸六錢　川芎二錢　炮姜四分　桃仁十粒　炙甘四分　荊芥四分　棗水煎服

如勞倦甚而暈及血崩氣脫而暈並宜急灌生化湯兩帖如形色脫或汗多而脫急服一帖後加參三錢　桂枝　痰火暈者加橘紅四分　虛甚亦可加人參二錢　肥人多痰再加竹

滙七分酒杯姜汁少許

以上三等暈症並不用蘇木破血等方其血塊痛甚兼送益母丸

或鹿角灰或玄胡索散或独行散以上消散（或加肉桂）（塊）一方見效不可易方

三產後厥症足冷㨿厥血塊又痛宜生化湯加炙乾姜服兩三帖後服下

補方

凡產用力過多勞倦傷脾孤臓不能注乎四旁故足冷厥氣上行焉

経曰陽氣衰于下則為寒厥是也（神乘浮或救將散）非急方不能夲氣以帰元非大補

不能回陽以復神豈（數）錢歸參照常症日服一帖而能救將絶之

氣血耶宜用加參生化湯倍參連服兩帖斯血旺而神復厥症自

止矣若服药而又渴用生脉散多参以代茶助精血以救藏燥此経

此驗之確論毋得有議焉雖有四肢逆冷泄痢症類傷寒陰症又难用四逆湯方亦必用倍參生化湯佐以炙姜或附子一片則可以回陽止厥又可以行參歸之功矣经曰脾孤藏也四旁心肝肺腎也又曰摇体劳苦傷乎脾又云厥氣上行满脉去形

○滋榮益氣復神方　治産後發厥问無痛塊可服此方

人參三錢　白朮一錢　黄芪一錢　炙甘四分　陳皮四分　當歸二錢　熟地三錢　川芎一錢

麦冬一錢　五味十粒　附子五分　水煎服

產後暈與厥二症相類皆由氣血並竭神將去而机残(運)息僅有一線之生意耳故非急方急(服)不可也但暈在临盆急症尤甚于厥宜頻灌生化湯几帖先補血氣之虚即時塊化血旺而神清暈止

産婦精神矣若大汗脱氣促形脱症見參芪兆須加也厥症在分娩之後氣血兩竭宜用倍參生化湯並補氣血之虧止厥以復神焉又非偏補血分可愈治要知血暈有痛塊芪术未可遽加厥症問無痛塊芪术地黃並用無疑也

四産後血崩

産後血大来当審血色之紅紫視形色之虛実如血多色紫有塊乃敗血也当去之如不去反作痛此不可論崩若鮮紅之血大来乃是驚傷心不能主怒傷肝不能藏勞傷脾不能統血帰経耳当以崩論先服生化湯几帖行中有補血自帰経耳若崩而形脱或氣促宜倍參生化湯以益氣斯陽生而陰血生旺矣非棕灰之可止也如産半月外崩者又宜升举大補湯治之 凡年老虛人患崩亦宜此方治之

○加味生化湯 見十五葉 治娩後血崩 當歸 川芎 干姜 桃仁 炙甘 荊芥

忌拂姜熱物生冷等物鮮紅血大来加荊芥穗白芷各廿 蒲黄炒廿 烏梅炒灰廿 棗 次血脈 血塊不痛形脱大

汗多氣促加人参 三四錢 如無汗形不脱氣不促只宜服生化湯多服斷血 五灵脂神效

自寧勿謂芎帰活血助崩以悞世也

○滋營益氣止崩湯

人参 亍 黄芪 亍 白朮 亍 炙甘 廿 陳皮 罒 当帰 亍 熟地 亍 川芎 亍

麦冬 亍 黄連 三下 升麻 罒 荊芥穗 罒 白芷 罒 棗 水煎服 有氣加木香 一下 痰

加貝母 亍下 竹瀝 姜汁 黄連 炒 身熱不可用芩連梔柏大便不通不可用大黄 須肉從蓉 傷食惡氣不

可專用消耗而無補药凡年老虚人患崩宜用升舉大補湯

○五産後氣短似喘此因産血脱労傷之甚氣短不足以息出多入少有似

于喘而非喘也世有妄論痰火反用散氣化痰之方誤人致夭多矣夫肺受脾稟運氣生脉通水道順呼吸清肅上下調和榮衛而為平人之常氣也值産血亡氣脱呼吸短促言語不相接續有似于喘耳其為危症不待診而已明不俟智而可知也

○加參生化湯　治分娩児下即患氣短之症連進三帖服後方

○續氣養榮湯　治産後患氣短促間無塊痛宜服此方

人參二錢　黄芪二錢　白朮一錢　炙甘四分　陳皮四分　当帰四錢　川芎一錢　熟地二錢

炮姜四分　如足冷加附子五分

大産後妄言妄見由氣血兩虚而神魂無依也夫心藏神主血而言乃心之聲也心有血而神存則言不妄發肝藏魂藏血而目乃肝之竅也目得血

而能聽則視則朦瞭而視正若大産後氣血暴竭心神失守故言語無準肝魂無依則瞳眊妄見心為一身之主目為百脉之宗虛症見于心目則十二官各失其守可知矣是以視听言動皆有虛妄焉治法當論産期塊痛有無緩急若分娩後塊痛未除先服生化湯三服以化塊定痛服药痛止即继服加參生化湯或補中益氣湯加安神定志湯丸調治之也若産日久形氣病氣俱不足即当大補為主生养氣血安神定志服至药力充足其病全愈病家毋求速效医者毋論邪祟若噴以法水驚以符欠多致不救屢治此病服药至数十帖方效丹溪云虛病猶似邪祟也又云欲洩其邪先補其虛更調其氣次論諸疾此古人治虛弱人有挾外因內之確論但人不能体認其義

用药反言攻補难円必攻邪盡方可言補欲病家不信难矣此医家

治産後虚症及年老人虚喘弱人妄言三症所当用心也

○寧神生化湯　治産後妄言妄見症塊痛不止未可用芪朮者

当帰二戔　川芎一戔　炮姜四分　炙甘四分　桃仁十粒　人参二戔　茯神一戔

益智仁炒八个　柏子仁一戔　陳皮二分　棗水煎服

○復神湯　治妄言妄見血塊痛止服此方

当帰二戔　川芎一戔　熟地二戔　人参二戔　黄芪一戔　白朮一戔　炙甘四分　陳皮二分

麦冬一戔　五味十粒　益智一戔　棗仁一戔　茯神一戔　柏子仁二戔

加蓮子八粒　圓眼肉八个　水煎服

大抵産後患崩血脱短氣似喘氣脱妄言妄見神脱三症雖有血

氣陰陽之分其精散神去之從無異比前暈症治稍可緩亦危症
也若非厚药急方頻服失之者多矣誤論氣实痰火皆非也如新產
有塊痛並用生化湯加參行中有補之方斯免滯血暈虛之失血塊痛止宜
升麻大補湯少佐以黃連墮火以治崩脫寧血歸經也如氣
短似喘宜用倍參補中益氣湯少佐附子助參以治氣脫攝
氣归元也如妄言妄見宜用滋榮益氣復神湯少佐痰
剤以清心火寧君主之官也余因世人以氣脫妄言之症誤用氣实
痰火之方致夭人命故重錄復告倘治以氣痰而愈重必當試補救之
猶可活也

○七產後傷食凡產形体劳倦脾胃俱傷故也是以新產之後禁膏粱遠厚味

食粥茹素乃切務也不善調攝家惟以多食爲有益厚味爲滋補本
不思食而強與厭足積傷胃氣雖少納脾轉輸運食停否塞噯酸惡
食治當扶元爲主溫補氣血健脾助胃养正兼消審傷何物佐
以消導則脾氣復而轉輸水穀精散斯滯物行而昇思始思穀
夫飲餐者充虛之滋味產後藉此以補助之也因勞倦傷脾不勝
甘飫惟薄味漸進運化易速毋兼助脈溫補之劑佐以神麴麦芽
以消飯麪之傷山查砂仁以兆肉食之傷如傷寒冷之物吳茱萸肉桂
亦當加也如此消補兼治無有不安屢見治不重產後虛弱惟知速消
傷物反損真氣益增滿悶一帖不效又加峻药一医無功又更一医先後
方類症輕加重致使食思穀之人反虛虛而绝不思穀者十常八九病

家自帰命救医家以為盡技惜哉

○生化湯

傷飯麪加炒神麹一钱 炒麦芽八分 傷肉食加山查一钱 砂仁五分 傷寒食加吳茱萸一钱 肉桂五分 虛甚加人參二三钱

○健脾消食湯 治產後傷食血塊痛除宜服此方

川芎一钱 當帰二钱 炙甘草五分 人參一钱 白朮一钱 神麹一钱 麦芽五分

傷肉加山查砂仁各五分

○如傷寒物日久脾胃弱甚雖服藥不運宜揉按炒麹熨之

○傷食又誤服消導藥多絶粥几日者宜服長生活命丹

人參二三钱 水鍾半煎半鍾先用一酒盞送飯鍋焦研粉三匙漸漸加

參湯鍋焦引開胃氣　煎參湯須用新罐恐鬧药氣要嘔

人參名長生竹 碣住名臨會舟

○八產後忿怒氣逆胸膈不舒血塊又痛宜用生化湯臨服磨木香二分在內服之則血塊自消怒氣自散並治而不悖也若輕治產重治氣偏用香附烏药枳殼砂仁厚朴之類以散氣行塊則元氣反損而滿悶益增重非善治產者也　又如怒後食積胃药傅悶當審何物隨症加減以消之無有不安慎毋用木香檳郎九流氣飲之方以散氣化食則虛弱產婦重虛之禍有不可勝言者矣

○木香生化湯　治產血塊痛未除因受氣忿怒

川芎二錢　當歸八錢　炮姜四分　炙甘五分　木香磨二分　陳皮三分

水煎服此方減桃仁而用木香陳皮前有減乾姜者須詳看

化食散氣湯　治産受氣傷食悶無痛塊脹此方

川芎一錢　當歸一錢　炮姜四分　炙甘四分　人參一錢　白朮一錢　陳皮五分

神曲炒一錢　麥芽炒五分　如傷肉食加山查砂仁寒食停滯脇下作痛加桂

枝

又大抵産婦多弱受氣停食急消食增滿悶必攻補並行方化滯進穀但

時医所見知耗氣而凝參補誤人多矣善治者必補氣血為主佐以順氣

調氣則鬱怒散而元氣不損佐以健脾消導則停食行而胃思穀此産後

怒傷食傷之正法也若專理氣消食非惟氣脹不散停食不行抑且損

元氣而减食甚至絶穀不救者多矣惜哉

凡産後因怒或傷吐血宜生化湯减川芎用當歸去尾加荆芥犀角末

慎不可用生地黄柏等凉药

○歸身禾 炙甘艹 炮姜艹 桃仁十粒 荆介个 犀角末个

十一產婦感寒上攻則心痛下攻則腹痛且血塊又痛宜服生化湯加桂枝

五分以定痛如兩帖未定再加吳茱萸或姜三片必用在生化湯內以

以助血若独用諸熱性药攻寒其痛雖止其血未免多來且慎不可（防有崩暈之患）

用汗吐熱药以虛產

此條即後兒枕痛並腹痛兩條宜彙入心腹痛條內

十[illegible]產婦感寒心下痞悶宜服生化湯加陳皮白荳蔻桔更各五分木

香磨一分

此條不宜彙次心痛條前

十二產風寒咳嗽或身熱宜服生化湯加杏仁十粒知母天冬各一錢桔

更甘艸各五分痰加橘红四分天花粉八分如有汗加麻黄根參芪慎不可用（独）

散風寒药

十三産頭疼身熱惡寒雖明知感冒風寒只宜服生化湯連進兩三帖服至熱退疼除止药慎不可用麻黄湯等方以表汗虚産如服三四帖後頭疼如故加連鬚葱頭五個或用葱放魚羹湯中送飲 類太陽症

十四産乍寒乍熱脇痛或頭疼宜服生化湯兩三帖如未除再加桂枝八分以散寒塊木香磨一分以平肝慎不可用柴胡湯以表汗虚産 類少陽症

十五産後類傷寒二陽症凡産後七日内外發熱頭疼惡寒毋尚論為傷寒太陽症發熱頭痛脇痛毋尚論為傷寒少陽症二症皆由氣血兩虚陰陽不和而類外感治者慎勿輕産而用麻黄湯以治類太陽症柴胡湯以治類少陽症且脫血之後重發其汗則虚虚之禍有不可勝言者

矣昔仲景云亡血家不可發汗丹溪云産後切不可發表二先生非謂
産婦真無傷寒之兼也非謂麻黄柴胡方之不對症也誠恐後學
業偏門而輕産泥成方而發表耳雖明知産後真感風寒其生化湯内
芎薑亦能散之内經云西北之氣散而寒之東南之氣收而温之所謂同
病而異治也蓋經意謂東南方柔弱西北方剛勁故治病当異惟産後虚
勞治法亦當分南北以治之概当用補少佐散劑雖有他症以末治之

○加味生化湯　治三日内發熱頭痛等症

川芎一錢　當歸三錢　炙甘五分　乾姜四分　桃仁十粒　羌活四分　防[illegible]

頭痛身熱不除加白芷八分細辛四分若頭痛如破加連鬚葱頭[illegible]個虚加人參
一錢

論産後類傷寒三陰症凡産後潮熱有汗大便不通毋專論為陽明症口燥咽乾而渇毋尚論為少陰症腹滿嗌乾大便実毋尚論為太陰症又汗出譫語便秘毋尚論為胃中有燥糞宜下數症多因労倦傷脾運化稍遅氣血枯竭腸腑燥涸乃虚症類実当補之症治者毋濫瀉妄議三承氣湯以治類三陰之症也間有少壮産婦患以類症或妄下而幸無妨者有之究竟虚弱産後復行誤下虚虚之禍可勝言哉屢見妄下成臌誤導反結又有血少而結數日不通即下致瀉而不止者可不慎歟

○养正通幽湯　治産後大便秘類傷寒三陰症

川芎二錢　當歸六錢　甘艸五分　桃仁十五粒　陳皮四分　肉蓯蓉一錢酒洗去鱗甲　麻仁炒二錢

如汗多便実加黄芪麻黄根各一錢人參二錢　口燥渇加麦冬人參各一錢　腹滿液

乾便实加麦冬ホ人參手枳壳个肉蓯蓉ホ　汗出譫語便实乃氣血並竭

神衰而心主失守宜養營安神加茯神遠志ホ仁柏子仁肉蓯蓉各手　白术人

參各ホ　黄芪ホ

以上三等大便燥结症宜大料川芎當帰以補血人參不可少芎帰非至両数

难取功效大抵產婦亡血致虛見症雖類（偶感風寒或口傷寒物）外感假若宜汗然亡血禁汗惟宜生

化湯量為加減調治無失大便秘结似若宜下然亡血禁下惟宜养正

助血通滞極稳當也

○又方潤腸粥　治產後大便不通

芝麻ホ研末和米ホ煮粥食使腸潤即通也

十救產後類瘧寒熱往来每日應期而發切不可用瘧疾方藥治之

夫氣血虛而寒熱更作元氣弱而外邪或侵雖寒来股慄湯火不能
溫熱如燔炭氷水不能寒或晝輕夜重或日晡寒熱雖見症似瘧
其治瘧方药必當扶正氣以退寒熱有汗急當止汗如麻黄根湯等方
若頭有汗而不及于身手足乃孤陽絶陰之危症也當加地黄當歸之類
如明知感寒頭痛無汗即于生化湯内加羗活防風連鬚葱頭五
根以散之柴胡湯清脾飲等方以及常山草果等药均不可用
曾見一婦人産後患類瘧頭有汗身足無偏用人参少血分药亦致不
救

○生化湯　頻服几帖寒熱自退汗多人虛服下補方

○滋營益氣扶正湯　治産後寒熱有汗每午後應期而發

川芎丰 當帰亍 炙甘卝 人参亍 熟地豕 橘紅甲 白术丰

黄芪 麦冬 麻黄根各卞 夜服六味丸每服七八十丸

○加減养胃湯 治産後類瘧寒熱往来頭痛無汗

川芎丰 當帰亍 炙甘卝 人参丰 橘紅甲 青皮个 藿香甲

苍术卞 茯苓手 姜水煎服 痰加竹瀝姜汁半夏麹弱者兼

服河車丸産後久瘧無汗不愈兼煎人参白术膏以助藥力

○丸産後類中風、、、因産血氣暴竭百骸枯涸率尔口噤牙緊手足筋脉

牽搐状類中風又類痰癇雖虚火上泛有痰皆当以末治之不得用治

風痰之方以重虚産也治當先服生化湯以生旺新血使繼脉任血流利

筋骨強勁則関節清利其症自愈如見危症三帖後即加人参益氣以救

血脫也如有痰有火少佐橘紅砂仁竹瀝姜汁亦可加之黃芩連梔不可並用慎之

○滋營活絡湯　治產後少血口噤項強筋搐類中風症

川芎錢　當歸錢　熟地錢　黃芪錢　茯神分　麦冬分　人參錢

羌活　防風　荊芥　陳皮各八分　天麻錢　草果八分　黃連三分姜汁炒

○天麻丸　治產中風恍忽語澀四肢不利

天麻錢　防風錢　羌活錢　細辛八分　人參錢　茯神　山药　遠志

棗仁　柏子仁　麦冬各錢　川芎錢　當歸錢　南星麹　半夏麹

石菖蒲各八分　蜜丸辰砂為衣

○若產後汗出多而变類痙症口噤不開背強直而身反氣息如絶宜速

服加減生化湯（係失血亡汗感風所致宜速服加減生化湯少加風藥陰復則陽自和血行則風自滅切不可純用風藥致血燥益甚筋失所養成不治之症也）

○川芎　當歸　甘草　人參　麻黃根　羌活　防風　桂枝

天麻　羚羊角　附子

○又方　治產後無汗類痓症筋脈四肢攣急

川芎　當歸　棗仁　羌活　防風（又方　當歸二錢　荊芥穗一錢　水煎神效）

二十產後汗　凡分娩時汗出由勞傷脾驚傷心恐傷腎也內經云揺体

勞苦汗出于脾驚而奪精汗出于心有所恐懼汗出于腎產婦多兼

三者而汗出不須即加斂汗之劑神寧而汗自止且血塊作痛芪朮

未可遽加宜服生化湯兩三帖俟血塊痛除繼服加參生化湯以止虛汗

若分娩後倦甚而濈濈然汗出形色又脫乃亡陽脫汗也又當從權速灌

加参生化湯倍参以救危急毋拘塊痛也夫汗乃心之液栄于内為血脉于外為汗産婦亡血之後又多汗因驚勞心傷神虚不能鎮守其液也治当健脾胃收水穀之精歸肺以益営衛而虚血帰源灌漑四旁不使妄行為外之汗也雑症雖有自汗盜汗之分其當帰六黄湯不可治産後之盜汗也並宜服加参生化湯及加味補中益氣湯二方若服参芪重剤而汗多不止及頭有汗而不及腰足乃危症也

○麻黄根湯　治産後虚汗不止如三日内血塊未淨不可加芪朮

黄芪生一錢　當帰二錢　炙甘草五分　人参二錢　桂枝　牡蠣各五分

麻黄根一錢　浮小麦一撮　白朮一錢血塊痛不加

如虚脱汗多手足冷加熟附子五分　炮姜五分　渴加麦冬一錢　五味十粒　血塊

不痛加熟地半 悪風寒加防風桂枝各半 肥白人產後多汗加竹瀝姜

汁以清痰火

○暮服八味地黄丸 生地 山藥 萸肉 茯苓 丹皮 澤瀉 五味 黄芪 為末蜜丸

凡產後虛汗不止由產亡陰血而陽氣偏盛故也經云陽加于陰則溱

汗因而遇風變為痙瘲疤者有之

廿一產後盜汗睡中汗出醒来即止猶盜瞰人睡而出盜謂之盜汗非自汗

之因治也當兼用血分藥品其當歸六黄湯（寒而賊）又非產後盜汗之方也須用止

汗散

○人參半 當歸 熟地各半 黄連半 麻黄根半 浮小麥一大撮

○又方 牡蠣煅研細末小麥麩炒黄同身摸之或同麻黄根為粉

産後霍乱由勞傷氣血藏府虛損不能運化食物及感風冷所致陰陽升降不順清濁乱于腸胃冷熱不調正邪相搏上吐下利名曰霍乱服

生化六和湯　治産血塊未除患霍乱

○川芎禾　當歸罕　炮姜卆　炙甘卆　砂仁　陳皮　霍香

茯苓各卆　姜水煎服　[illegible]

○附子散　治霍乱吐利手足逆冷洞無痛塊服此方

白朮木　人參木　附子卆　當歸禾　陳皮　炮姜　炙甘

丁香各卯　共為細末粥飲調毎服二錢

○温中散　治霍乱吐利不止無血塊痛可服

白朮　人參　茯苓　当歸　乾姜　草豆蔻　厚朴

姜水煎服　七日外患霍乱六和湯亦可

凡產後嘔逆不食人之胃府為水穀之海水穀之精化為氣血榮潤藏府產後劳傷寒邪易入于脾胃則氣逆嘔吐而不下食也　如脉弦滑多于傷食而嘔又宜傷食參看

加減生化湯　治產後嘔吐不食　有瘀血未淨而

川芎 一錢　當歸 二錢　炮姜　炙甘　砂仁 霍香 各五分　竹葉　姜水煎服　為嘔或有瘀氣入胃而不

溫胃丁香散　治產後七日外嘔吐不食　清而嘔者隨症調之斯可

当歸　白朮 各一錢　人參 一錢　炙甘　乾姜　陳皮　霍香　丁香 等分

前胡 各一錢　姜水煎服

石蓮散　治產咳逆嘔吐心冲目眩

石蓮子 一两半　茯苓 一两　丁香 五分　為末米飲下

蓝產後煩躁口渴宜生化湯加人參麦冬

書錯無方在津液

○生津滋液湯　治產後虛弱口乾少氣力無悅痛者

人參　麦冬　茯苓各条　甘艸朩　花粉朩　小麦　大棗

竹葉　大渴不止加芦根

蓝產後水腫手足浮腫皮膚润光瑩色乃脾虛不能利水腎虛不能

行水也必用大補氣血爲主佐以蒼朮白朮茯苓以健脾或悶壅滿用半

夏陳皮香附监之虛人加人參木通有熱加黄芩麦冬以清肺金

○利水補中湯　產七日外用

人參手　白朮手　茯苓朩　白芍朩　陳皮中　蒼朮　紫蘇

木通　大腹皮　厚朴各甲　木瓜个　大便不通加蓯蓉麻仁

各木 因寒邪濕氣傷表無汗而腫宜姜皮半夏蘇葉加于補氣血藥中以表汗

○五皮散 治產後風濕客于脾經氣血凝滯以致面目虛浮四肢腫脹氣喘

五加皮 地骨皮 大腹皮 茯苓皮 生姜皮 水煎服

○芒產後遍身疼痛此係筋骨痛由產時百節開張血脈空虛氣弱則經絡間血多凝滯累日不散則筋脈急引作痛骨節不利故甚至腰背不能轉側手足不能動履或身熱頭痛若誤作寒熱治而散表出汗則筋脈動惕手足厥冷變症出焉 但人筋骨血脈旁荞產後血虛故作痛又寒主搐急或感寒氣致血凝滯亦能作痛須憑脈症加減用藥為要

○生化湯 加薤白廿根 肉桂八分

○趁痛散 治遍身疼痛

当帰子 甘艸二下 白朮 牛膝 独活 肉桂各分 薤白八根

姜三片水煎服

一、産後四肢麻木，此血虛之甚，宜生化湯加浮萍。如血脫崩而麻木，宜服

補方

一、産後骨蒸，宜服保真湯，先服清骨散。由失血過多，骨無血養，以致虛火作炎，骨蒸而熱，此謂陰虛蒸熱也。如血塊未淨，只服生化湯，視症略為加減，俟血塊盡，白帰佐矣，塊痛已，清宜服柴前梅連丸。

○清骨散 此方作湯效尤速，又名柴胡梅連丸

柴胡　前胡　胡黃連　烏梅去核，各二分　豬骨髓一條　豬苦胆一個

薤白十根，四味藥為末，共搗成丸，綠荳大，每服三四十丸，清湯下。

○保真湯　治骨蒸勞熱，亦可作丸服

人參子　白朮子　黃芪个　茯苓个　甘草叭　川芎个　當帰子

生地　熟地　白芍　枸杞各子　天冬子　麦冬子　五味子十粒

地骨皮个　黃柏炒个　知母子

〇産後目痛昏熱赤腫宜生化湯加荊芥木切不可用洗心散以及芩連知柏等方

〇産後心痛 凡産後心痛即胃脘痛以胃脘在心之下因傷寒氣及傷冷物而作痛因病近于心俗呼心痛殊不知心為君主之官主行血氣統馭藏府血氣盛則泰然安寧血氣不足則怔忡驚悸不安耳心豈可痛哉若真心痛手足指甲青黑色旦發夕死夕發旦死昔人論之詳矣治法但当散胃中之寒氣消胃中之冷物必用生化湯中加散寒消食之佐無有不安若綿綿而痛可按而止者問無血塊痛則当論虚而加補也其産後心痛腹内作痛二症相同因寒食上攻于心則心痛下攻于腹則腹痛俱当用生化湯俱加肉桂茱萸等熱藥温散之也

附千金方
產後虛羸不足
腹中疞痛吸吸少氣
小腹拘急此寒
傷血氣也宜當
歸建中湯

○川芎一錢 當歸二錢 炮姜四分 炙甘四分 肉桂八分 吳茱萸四分

三帖後去吳茱萸 氣鬱加香附枳殼

世產後腹痛先問血塊有無有血塊痛只服生化湯調失笑散或鹿角灰散塊消痛自止若風冷乘虛入腹作痛宜生化湯內加桂枝四分 吳茱萸四分

世產小腹痛 產後虛中感寒飲冷其寒下攻小腹作痛又有血塊作痛者又有產後血虛臍下作痛者並宜生化湯調治問有血塊痛送玄胡索散一錢亦治寒氣痛如血塊無但小腹痛又按而痛少止者屬血少而虛加熟地三錢

○玄胡索散

玄胡索一錢 肉桂一錢 為末

世產後虛勞疼節痛頭疼汗不出 此條宜彙次遍身疼痛條下

復元通氣散、
帰芎、小茴、[illegible]、
桂、牛膝、玄胡、
故帋、木香、[illegible]
加乳香、没药、

当帰 人参 黄芪 淡豉 薤白 生姜 猪腎 二个

先将猪腎用水煮熟取汁两盏煎药八分盏温服

○産後腰痛 女人腎位係胞腰為腎府至産後劳傷腎氣損動胞絡或虚未平復而風寒乘之二者皆致腰痛也

○养营壮腎湯 治産感風傷冷腰疼不可轉側

当帰 川芎 續断 杜仲 独活 桂心 防風

桑寄生各个 姜三片水煎服二帖後痛不止属腎虚加熟

地

○加味大造丸 治産日久氣虚腰疼腎虚症（又有敗血流入腰腎痛如錐刺宜復元通氣散）

産後怔冲驚悸由産負驚劳倦去血過多心中躁動不寧謂

之怔忡若嚇然而驚心中怯怯如人將捕之狀謂之驚悸治此二症
惟調和脾胃補養心血伴志定神寧氣舒心安而病愈矣如今
娩後血塊未消宜服生化湯且及補血行塊血旺則怔忡驚悸自
平不必茄定志安神之劑如塊消痛止後患此宜服加減養營湯
○川芎 當歸 茯神 遠志 麦冬 人參各
黃芪 白朮 陈皮 甘草 龍眼肉八个
姜水煎服虛煩加竹茹一丸痰加竹瀝姜汁 如不省減川芎麦冬即歸脾湯也
○養心湯　治產後心血不寧驚悸不安
人參 黃芪 茯神 遠志 棗仁 柏子仁各
麦冬 五味子十粒 川芎 當歸 炙甘草 姜水煎

○安神丸　與前药兼服

當归二钱　生地二钱　黃連二钱酒炒　炙甘草　共為末蒸餅

糊為丸如菉荳大硃砂為衣每服四十九

○茫産後口燥渴或兼小便不利由産失血或汗多所致是無水火也宜生

化湯加人参麦冬以通潤之夫日用水穀胃納而脾運肺主氣肺布其

至清之氣為精為液其氣通心受火色而赤化為血下行膀光而為小便但産亡

血而又多汗又労倦傷脾不能為胃行其津液則是生化之機不運不能滲

滋之令不行是以上無精津液流通而有咽乾燥渴之症下氣不行而有胃腎

閉澀之候治法必當助脾益肺升精降氣血有氣化流行陽升陰降斯水入經而

為血為津穀入胃而氣長脈行自然津液充而便利調均矣若咽喉乾燥

為火而用芩連知柏以降之若認小便閉澀為水滯而用五苓等散以通之皆非其治也必因其勞損而溫之益之因其枯燥而濡之行之度量病情而治之庶無失也

○生津止渴益氣湯

人參　生地　麦冬　当帰各二钱　五味十粒　黄芪　葛根各一钱

茯苓一钱　甘草　升麻各五分

如渴甚用生脈散代茶不可疑而不用

○艾 產後氣血虛冐寒小便多不禁或遺溺多宜服生化湯加益智塩炒

○艽 產後小便數由脬內宿有冷氣因產發動冷氣入脬致小便數也用

益智仁分炒為末米飲下又治遺尿

○又桑螵蛸散

桑螵蛸卅個炒 人參分 黃芪分 鹿茸半 牡蠣 赤石脂各等

共為末空心米飲下二錢

○凡產後患淋由產虛弱熱客于脬中内虛則頻數熱則小便淋澀

作痛名之曰淋

○茅根湯 治產後冷熱膏石諸淋並治之

白茅根分 瞿麦 茯苓各半 桃膠 人參 葵子各半

滑石分 甘艸稍寸 紫貝二个 石首頭魚二个

生姜灯心水煎入（鯉魚）齒末空心服

○又方治產後淋小便痛及血淋

白茅根　瞿麦　冬葵子　車前子　鯉魚鱗百个

通艸　水煎入鱗末服

四十一產後起居太早產户感風寒作痛衣被难近体宜生化湯加桂枝独活防風以散之

四十二產後泄瀉非同襍症有飡泄洞泄濡泄溢泄水穀注下之論大率屬氣虛食積與湿也氣虛宜補食積宜消湿宜燥之然悪路未淨難驟難峻補消燥當先服生化湯兩三帖以化生新舊之血内加茯苓以利水道俟血化生然後補氣消食燥湿而分利水道始無滋滞虛虛之失若產旬日外方論襍症猶量人虛实

而治也如痛下清水腹鳴米飲不化者以寒泄治之如糞色赤黃肛门痛秘以熱泄治之有曰飲食過多傷脾成泄自有噫氣臭如敗卵又有脾氣寒久虛少食食下腸鳴腹急尽下所食之物方覺快者其症各異其治法不同氣虛則補之寒則溫之熱則清之濕則燥之脾傷食積分利健脾消補兼行善爲調治則無虞矣

◎加味生化湯　治產後血塊未消患泄瀉

川芎二錢　當歸四錢　炙甘五分　炮姜四分　桃仁十粒　茯苓二錢

蓮子十粒　水煎服

◎健脾利水生化湯　治產後血塊消後泄瀉宜服此方

川芎子 当歸子 炮姜甲 炙甘中 茯苓丰 人參二子

白术子 陳皮中 肉果一个煨 澤瀉个

寒瀉加炮姜个 寒痛瀉加砂仁个 炮姜甲 熱瀉加黃連炒

个 泄水腹痛米飲不化加砂仁麦芽山查 瀉有酸噯臭氣

加神麯个 砂仁个 山查子 麦芽半 脾氣久虛瀉出所食之物方

竟快者以食積論加麦芽砂仁神曲山查脾氣弱元氣虛產

勞甚必大補佐消食佐清熱佐祛寒弱甚形色脫必用丹溪

參苓朮附始(可)回生久瀉加升麻諸瀉方加蓮子十粒次煎取出

送藥瀉水多者加蒼(朮)不以燥濕

朱丹溪治產後虛瀉眼昏人不識危(形殘)症用人參羣 白朮子 茯苓

手附子

○四十三 產後完穀不化 因產勞倦傷脾而轉輸稽遲也夫水穀入胃必因于脾方散于肺而通調水道乃能致氣四藏以養人今產勞倦傷脾失轉輸之職致沖和之氣不能化而令物完出焉病名飧泄又飲食太過脾胃受傷亦致完穀不化俗呼為水穀痢也然產方三日内血塊未散患此脾敗胃弱症未可遽加芪朮但服生化湯加益智香砂少温胃氣俟血塊消散可加參芪白朮以補氣肉果木香砂仁益智以溫胃柴胡升麻以引胃中清氣澤瀉陳皮以利水為上策焉

○加味生化湯 治產後三日内血塊未消完谷不化胎前素弱

人患此症
川芎才 當歸罒才 炮姜四 炙甘卞 桃仁十粒 茯苓卞
益智才
○參苓生化湯　治產後血塊散脈此方
川芎 當歸 人參 白朮各才 炮姜四 炙甘卞 茯苓 白芍
益智炒各才 肉果製一个 蓮子八粒
瀉水多加澤瀉木通各卞 腹痛加砂仁八个 渴加麦冬五味子 水瀉寒加
乾姜才 木香卜 食積黃色加神曲麦芽砂仁山查 產後瀉痢日
久胃氣虛弱完谷不化宜溫助胃氣六君子湯加木香四卜 肉
果製一个

產後痢疾○用大黃等藥行之致傷胃氣益至不救○但用人參歸芎炙甘益母紅麯行痢若更覆未淨加乳香沒藥砂仁炙之白囊白雲苓加阿膠

四、面產後痢凡產後七日內外患赤白痢疾後重頻并最為难

治欲調行血而推蕩痢邪猶慮產後之元氣虛欲滋營益氣而補

虛弱又恐助痢之邪盛其行不損元氣補不助邪惟生化湯減乾

姜而代以木香茯苓則善消恶路兼行痢積並治而不悖也再

服加味香連丸以視二三日後痢勢加減可保無虞若產七日外有

患褐色後重頻并虛痢即當加補無疑若產婦稟厚產期已及

二十餘日可用生化湯加芩連厚朴芍药行積之劑加味香連丸

也

○加減生化湯 治產七日內外患痢

川芎二錢 當歸五錢 炙甘五分 桃仁十粒 陳皮四分 木香磨一分

茯苓子

白痢腹痛加砂仁卞 清氣丸治紅痢神方也產七日內不可用性寒也香連丸香連為末加蓮肉粉各一半治禁口痢如赤白痢臍下絞痛加行積藥丸產三四日後血塊散痢積少加減用照後治

法

○產後久瀉元氣下陷大便不禁肛门如脫宜服六君子湯加木香叩

肉果一个炮姜卞

○胃氣虛弱患瀉痢完穀不化当溫助胃氣宜服六君子湯加木香

肉果

○瀉無後重但日久不止宜六君子湯加木香肉果

○瀉痢黄色乃脾土真氣虛宜服補中益氣湯加木香肉果

○產後赤痢久不止屬血虛者宜四物湯加荊芥人參 白痢久不止屬氣虛宜四君子湯加黄芪人參

○產後赤白痢臍下氣痛當歸芍朴黄連肉果甘草桃仁川芎

○產痢羸困心腹撹痛宜服薤白石榴皮當歸地榆黄連痢腹痛

○不止用温雞鷄補煖腹則緩

○胃氣虛脾氣弱瀉痢四肢浮腫宜六君子湯加五皮散

○傷飯麯瀉痢宜加參生化湯加神麯麦芽 ○若傷肉食加山查

砂仁

○四五產日久大便不通宜服生化湯加肉蓯蓉一禾 日服兩三帖助

血旺自通另研芝麻二三合爲末和米一升作粥三四滄食之慎不可

用大黄等方结燥日参（各）用大黄成散（或生化湯加金銀花甘草節貝母以托裏）

四十六 産後痰癰疽宜生化湯加連翹钱 天花粉钱 甘草節八分 如悪心煩悶用滴乳石钱 菉荳粉钱 和服切不可用敗毒散大黄等方

四十七 産婦流注 産後悪路流于腰臂腿足関節之處或漫腫或结塊久則腫起作痛肢体倦怠治法外用葱熨法以治腫内服参歸生化湯以散滞血

川芎钱 当歸钱 炙甘草 黄芪钱 肉桂八分 人参钱 馬蹄香钱

若漫腫微痛（或因憂思飲食少思傷脾氣而氣血俱不足）属氣血不足最為难治 未成膿已成膿或不潰宜服人参湯 惱寒悪熱氣虚也宜服十全大補湯 日晡内熱（血虚）宜四物湯加参术丹皮 嘔逆胃氣虚六君子湯加炮姜 食少体倦脾

氣虛也補中益氣湯加茴香一錢[茯苓半夏]四肢厥冷小便數數附氣虛也補
中益氣湯加茴香一錢

○葱熨法　葱一握炙熱搗爛作餅腫處用厚布兩三層以熨斗
熨之

○神仙田螺散　治[產]後流注日久成膿　若人未補浮氣血旺此方又不可服也
蒲公英　金銀花　連翹　花粉　白芷　甘草　水酒各半煎服

四十九產婦半月以上血塊不散辯　凡兒生下即服生化湯三四帖外烘
衣煖痛塊處即如[散]感寒食冷物涼茶水又欠煖腹則塊凝腹痛至半
月外不消或如腫毒高寸許或身熱減甚必用生化湯加三稜蓬朮肉
桂等攻補並施其塊自消矣如虛甚食少泄瀉只服一帖定痛且健脾
胃進食止瀉並後用消塊湯丸

〇加味生化湯　治血塊日久不清　此方在半月外可用

川芎二錢　當歸三錢　炮姜四分　炙草四分　桃仁十粒　三稜醋炒

蓬朮醋炒　肉桂　延胡各一錢　水煎服

〇四九五十產後一月惡路重來如流水不止昏迷倒地不知人事此乃生產一月夫婦交媾搖動骨節以致血崩急用金狗散　見調經門

〇附增補

〇治暑月產後暑入產戶大發熱惡路不行敗血沖心狂叫奔走拏捉不住

〇乾荷葉　生地　丹皮濃煎湯調下蒲黃二錢服立愈

〇產後血淨作痛此係腹中虛痛也若有潮熱亦是虛故

四物湯加　烏药　小茴　乳香　没药　五灵脂

四十八　産後肛门感寒髀腿间硬腫作痛似癰疽然切勿作癰治

生化湯加　肉桂　不　独活　乜卞

十五九　産後身熱或夜间發熱或寒熱往来只宜服生化湯以

除热並不須加減也此重産後不可汗總结上三症言

産後發熱非有餘之熱乃去血過多陰虚生内熱也朱丹溪曰産

大熱必用乾姜此陽生陰長得天地造化之妙惟天下至神者

可以語此若悞認為熱而用芩連栀朴石膏等药殺人不用刃矣

或有兼外感發熱者其芎姜亦能散之或畧加表药一二味然必察

其实有外感方可加也

産後小便[illegible]色大便[illegible]滯或産門腫脹乃[illegible]流入膀胱閉却[illegible]道以致[illegible]

增補産後

産後腹脹滿悶　此敗血散于脾胃脾受之則不能運化津液而成腹脹亦有傷食而腹脹者以脉辨之因于血者脉弦濇不思食因于食者脉弦滑而思食

加味平胃散

産後氣血大虚收血成瘀以生化湯加[illegible]

蒼术　厚朴姜汁炒　陳皮　香附醋製　人参各等　神曲炒等

炮姜中　水煎服　傷食加山查　麦牙

人参定喘湯　腹脹未有不喘者此湯主之

人参　炙甘　杏仁　蘇子　陳皮　木香

産後腸痛　此敗血流入肝經厥陰之脉循行脇肋故作痛

產婦百節痿痛乃致血入肝門之中和法虚脫不隨遂之仍哉

芎歸瀉肝湯

歸尾　川芎　香附　只壳　青皮　桃仁

红花　水煎加酒童便各半鍾

産後呃逆俗呼為呃斗氣從胃中出上冲賁门呃忒作聲

有胃氣虚寒者有中氣不足者有衝任之火直犯清道而上者

有飲水過多水停而逆者有大小便秘下焦不通氣上逆者有虚

極胃氣將絶者大約産後呃逆乃胃氣虚寒症居多

加味理中湯

人參　白术　陳皮　炮姜　炙甘各錢　丁香廿　柿蒂子

加竹肉一圓煎服　有熱去丁香

產後不語　此敗血乘虛停閉心竅神志不明故多昏憒心氣
通于舌心氣閉故舌強不語

七珍散

人參　石菖蒲　生地　當歸　川芎各一兩
細辛乍下　辰砂半下　薄荷湯下

產後惡露不下　此症有二或因子宮素冷停滞不行必小
腹脹滿刺痛無時或因中氣本虛敗血亦少氣乏血阻不能盡
下腹必乍痛乍止痛亦不甚

加減八珍湯

人參　茯苓　炙甘　當歸　川芎　元胡索酒炒

香附醋炒　加姜棗煎服
痛無補法如腹痛者參宜酌用與秘本腹痛門条看
產後惡路不止　產後衝任損傷氣血虛憊旧血未尽新血不
欽相并而下当大補氣血使旧血行而新血生不可輕用固濇之
剤致敗血凝聚変為癥瘕成終身大患
十全大補湯
參　朮　茯苓　炙甘　熟地　当帰　川芎
白芍　黄芪　桂　加姜棗煎服
產後癥瘕　由惡路不尽脾胃虛弱失其健運之職故積而
成形積之日久痰食與血日漸長大飲食減少人日羸瘦時

瘧寒熱宜補虛爲主

健脾消積丸

人參　白朮　茯苓　炙甘　半夏　陳皮　香附

五靈脂　元胡索　海石　鬱金　桃仁　紅花

三稜　莪朮　紅棗煮爛去皮核神曲米飲打糊爲丸

○產後瘧○多有汚血挾寒熱而作○大法宜柴胡四物調之○熱多者宜草果飲○寒多者宜生熟飲○見赤水玄珠集

截瘧化痰飲　紫蘇　檳榔七分　鱉甲炒二錢　烏梅

草果飲○　半夏二錢　陳皮一錢　赤茯苓八分　炙甘一錢　檳榔七分　川芎二錢　白芷二錢

乾姜二錢　青皮一錢　紫蘇二錢　草果　烏梅

生熟飲○　半夏　陳皮　赤茯苓　炙甘　厚朴　草果　肉荳蔻

生姜二錢　大棗一箇　烏梅

產後備用丸方二

一解表補寒行氣開胃消食止瀉一切積滯通用丸方

藿香一两　厚朴八两　蒼朮一两　廣皮半　炙甘二两

香附四两　砂仁一两　木瓜三两　米仁六两　枟香一两

丁香罒　藿葉一两

上蜜為丸如龍眼大每服一粒用滚茶泡生姜一片冲服

一消瘀定痛丸方　治產下亦治難產

滴乳香二两　丸上焙去油研末用猪心血為丸内加水少許硃砂為衣每服一粒每粒重一

右二方預備臨症隨机應用

產後惡路已尽忽昏暈不知人此由氣血虛弱風邪感之也宜清

魂散

産後胞損成淋宜参朮膏 丹溪云一婦服此一月而安蓋令氣血驟長其胞自完若稍遲緩恐難成功矣

人参二錢 白朮二錢 黄芪一錢 茯苓 桃仁 陳皮各一錢 炙甘草

用猪羊胞煮湯入藥煎服 依方服乃安

胎衣不下血塊大下脉洪大度胎已不能出用益母草丹参一錢川芎一錢當歸一錢 散白
香附子一錢 蒲黄一錢

産後忽感風寒乾嘔呵欠頭痛身熱惡寒小腹痛用益母一錢荊芥一錢香附子
干姜一錢 炙甘草一錢 煨姜二錢 陳皮个

收神散

百草霜 白芷 等分為末 加消粒 每服二錢 童便酒 和

收膏 滌湯調下 並進三服 但因血未充血氣之患

凡婦産下血不止或小産下血及子死腹中少八煩寒手足指甲

黒唇青面色黄黒胎上搶心冷汗自出悶絶欲死或食惡毒

藥傷動胎氣下血不止胎尚未死服之可安胎若已死服之自

下此係白仙傳產科之奇方也　產後速產接生

婦人之乳○資于衝任二脈○及足陽明胃經○蓋衝任者素有疾病○故

或胃氣不和者○或汁少者○面色黃黧○乳汁之下○多係虧虛

病也○宜用消滯氣血兼通之劑○亦有氣血壯盛而壅閉者　治當通之

加味玉露散　治乳脈不行方係壯熱頭目暈痛屬虛也

人參　茯苓　歸身　白芍　川芎　桔梗

柴胡　甘草　各等分

大全方　婦人產後虛羸不足腹中疼痛引腰背小腹拘急　集驗方也

當歸建中湯

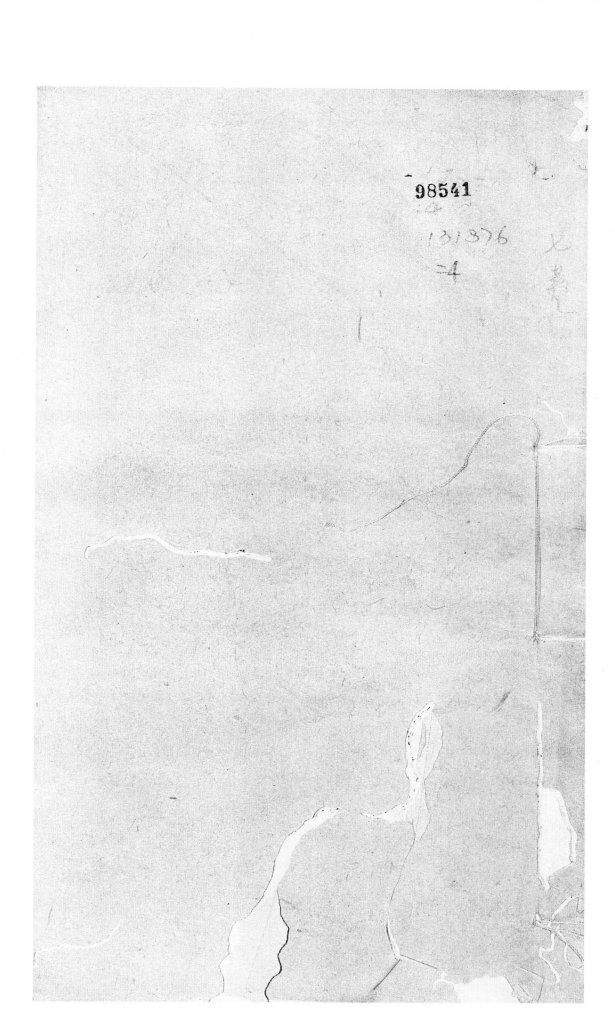

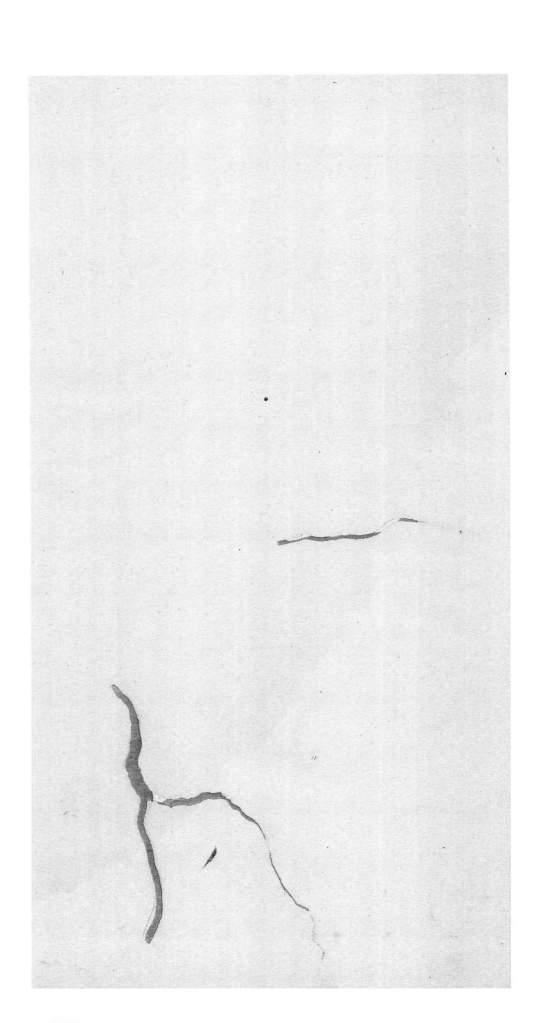

第七卷雜病婦人方

産後陰中舒出如舌長五寸許洇痛重墜水出淋漓小便澁滞名曰陰挺

宜服龍胆瀉肝湯分利小水間服補中益氣湯或加減帰脾湯調理

又方三白湯　棉花根三分搥碎　臭椿根一兩　蛇床子　白芃　防風　荊芥　蓮鬚　水煎熏洗良久輕輕托上即臍永不復發

生産努力以致陰户兩傍垂下名白茄病日久不收但要皮肉紫色可治如白色者不治

茄病須看紫白分　茯苓香附地黄溫　升麻芪术丹山药白芍水煎食遠吞

生産後將尿胞破者尿便常流不禁用黄荊子三分炒研細猪尿脬一
個洗淨入葯于内砂鍋水煮爛連湯空心吃再加酒吃如此約食五个
乃愈

子宮不收 荊芥穗 藿香 椿樹皮 各一分 煎湯洗立愈

陰處生八角蟲 水銀 三分 鉛 一分 共化為末加明凡 三分 銀硃 三分 射 五分
共和為末用白菓去殼搗爛和匀先用火酒擦陰處然後以药末擦
上立愈

婦人陰内生虫乃濕熱也 用杏仁 去皮尖 射香 半分 為末再用鷄肝同
研爛搽之如在裡做成束條樣入于内

凡婦人羞隱之處不便明言病症大約非寒即热耳今有一方以試

之

熟地半 當归钱 川芎钱 白芍钱 柴胡分 黃芩廿 炮姜三分

白芥子钱 清水煎服。服药之後較前平安則是虛症竟以四

物主治可也。如其未好則是熱病方中大加黑山梔三钱炭奏功也

婦人白帶

紅棗 黑荳 白果 三樣煮每日空心任食十餘日即愈

内外乳吹

鹿角挫碎钱 炒焦研細末熱酒一杯送下不飲酒清滚湯亦可

乳岩 因久積憂鬱乳房内有核如指頭大不痛不痒五六七年

成癰名乳岩不可治也急用青皮四钱 水一盞半煎一盞徐徐服之

每日一服或用酒煎服亦可

乳癰

真陳橘皮湯浸去白晒燥麪炒微黃為末每服二錢麝香研酒下

初發者一服即效名橘香散

此方治乳癰未成者即散已成者即潰痛不可忍者即不痛神驗不

可云

婦人陰寒十年無子者用吳茱萸川椒各一斤為末煉蜜丸如彈子

大綿裹納陰中日再易但得子宮開即受孕矣

病篤去胎 蝱虫十枚去翅足炙為末酒服胎即下

生胎欲去牛膝一握擣以酒一盞煎七分空心服仍以独根土牛膝塗射

香棟入牝戸中

又方○平胃散加朴硝半两 其胎化水而下

又方 蟹爪或用服 婁仁各半 桂心一两 瞿麦半两 牛膝一两 為末酒煎服即下 蠶紙蚕退布一尺燒灰 酒調服

鳳仙花子產後呑之即不受孕 ○氷片三分 射香一分 樟脑子 共研絹包 入陰戸临即下

零陵香酒服二钱 盡一两绝孕 血余作糊蚕蛻灰子 百草霜 各 洛調行 經後服二钱永不受孕

四物湯加油菜子一两 紅花半两 四服後即不受孕

患陰戸輕則痒重則痛用蛇床子白凡煎湯洗之愈

產後无子飲乳欲回轉者用神麴炒研酒服二钱

又用徹脚布勒乳一夜即回 又見懷湯

陰戸生瘡痛痒杏仁 白凡 雄黄各半 射香一分 研細末敷患

處

倫宮春

母丁香 八粒 鴉片 一分 蟾酥 一分 射香 廿 白芨 廿

共為細末火酒調丸如梧子大行時化開搽玉莖上任战不泄不忍解

漢宮春

硃盆子 一两 去蒂 韮子 分

為末猪腰子蒸熟搗為丸如芡実大每服

七九

共八分

素女遇仙丹 千

[illegible]

母丁香 蛇床子 肉蓯蓉 甘松 白礬 白茯苓 細辛

山朱史 半 紫梢花 半

為末煉蜜丸梧子大每用一丸津調塗玉莖上任交合身輕物健

千金秘精方　夜夜嬌

旱蓮蓬　芡實肉　蓮花心

等分為末蜜丸芡實大每用噙化一丸

遠志肉　枸杞子　五倍子　各等

為細末每用七丸肆調塗臍上每行無敵

楊妃煖炉丹

青木香廿　木鱉子九个去油　射香一

為末蜜丸入美人牝中彼此大美

小浩盆

官桂　木鱉子　白凡

水五碗煎三碗男洗玉莖女洗陰戶

悄悄除

石榴皮 菊花

等分為末水一碗煎七分温洗陰戶收如童女

倒提金

吳茱萸 青木香 硫黃 射香

等分為末每少許用津調搽入陰戶如兒愛態

吹乳 胎前為内吹産後為外吹两乳腫痛作寒作熱

牙皂去皮蜜炙為末酒服一錢

又

内外吹 用半夏末五分入葱後内若左乳塞右鼻孔右乳塞左鼻孔塞後被

蓋睡一覺汗出即消

婦人吹奶法何如皂角燒灰蛤粉和熱酒一杯調八字管教傾刻笑

呵呵

○○○○
清生湯
[illegible]

元胡索散○ 天花粉子 皂角子 射干 一平 人参

元胡索 肉桂 各等分 一半為衣

上三味白蒸餅搗爛為丸將絹包

將放入陰戶內若二三月即化為血紅

至六月或成形者二日自消神妙

失笑散○

生蒲黃 五靈脂 等分為末醋調服 不剛

胎前陰門腫○此胎不運動之故○宜順氣散主之○

未連原蚕雄蛾二錢去頭翅足為末○蜜丸○梧桐子大○每夜服一丸○可御

十女以菖蒲酒餅之即止○

乳頭結核主方

青皮 [illegible] 之策 [illegible] 之AED [illegible] 金銀花 歸尾 皂刺 清腫散 [illegible]

或加去橘葉 皂角刺

乳癰 丹參 白芷 赤芍 加減 [illegible] 丹參

吮奶。乃小兒飲乳口氣所吹。乳汁不通。壅結作痛。不急治則

成癰。速宜服藥救。更以手揉散之。

服藥不研爛　貝母　當歸二錢　白芷　甘草

青皮　乳香　甘草節　[illegible]服　或[illegible]

兼治乳癰未成膿者及一切癰疽

免懷散　回乳汁

歸尾　赤芍　紅花　川牛膝　各等分　水煎服

通脈湯　治乳少或無乳　當歸　白芷　桔梗　[illegible]

[illegible]　水煎

[illegible]服[illegible]

三麻四豆　胞衣不下　萆麻子三粒　巴豆四粒　研爛　入麝香少許　若有[illegible]　產婦

臍中一貼便下胎

灸闕元譜附日熨灸法

灸關元譜附日熨灸法

該書爲中醫灸療法專著，清王耕心撰，約成書於清末，今有清末抄孤本。

形制

索書號一四三一二九。存一册，不分卷。書高二十八點五釐米，寬二十點三釐米。版框高十九釐米，寬十四點五釐米。每半葉十行，行二十字。白口，四周雙邊，無魚尾。藍絲欄。楷書精抄。

封面左上有拙劣手書書名『灸關元譜』。無序跋，正文卷首題署爲『灸關元譜/正定王耕心著』。下有兩方陽文朱印：『金華朱顔珍藏』『北京圖書館藏』。

内容提要

據卷首所題，此書作者爲正定（今屬河北）人。書中上篇作者曾自述其撰述此書原由及過程，據此可知作者爲光緒間（一八七五至一九〇八）人。作者謂其曾受内丹真訣於江都梁先生，故深知『扶陽抑陰』爲養生第一要義。且云『吾鄉先哲竇氏，嘗著《扁鵲心書》，其説專在扶陽抑陰，樹義至確，且謂艾灸關元爲保命延年第一法』。竇氏即宋人竇材，其《扁鵲心書》（一一四六）的『扶陽篇』『住世篇』『大病宜灸篇』『五等虚實篇』『灸法篇』都涉及用艾灸關元穴（臍下三寸處）的保健法，此法亦可用治多種疾病。作者於光緒壬寅（一九〇二）患脾泄，亦用此法獲愈。於是作者『因次灸關元諸法爲譜一卷，以示初學。先具列《心書》諸説爲主，次援《宋稗類鈔·頤養篇》以證成其住世之説。次遍録孫真人《千金翼方》及《針灸大成》諸篇以爲《心書》羽翼。』該書上篇詳細介紹灸關元穴養生治療之法，且闡釋其機理。然其中所引長壽强壯之案例，亦不免有誇張傳聞之嫌。下篇則采録前人書中與灸關元穴相關的諸病治法，其中還有『黄帝灸法』『扁鵲灸法』『竇材灸法』等類似的各種灸法（包括配合藥療法等），堪稱關元灸法集成。全書以關元穴爲重點，論述相關病症，如『男婦虚勞灸臍下三百壯，男婦水腫灸臍下三百壯，陰疽骨蝕灸臍下三百壯』等。提出灸關元穴的重要作用，『人於無病時，常灸關元、氣海、命關、中脘，更服保元丹、保命延壽丹，雖未得長生，亦可保百餘年上壽矣』。

書後附『日熨灸法』，乃從《宋稗類鈔》中摘録的資料。所謂『日熨灸』，即將艾葉鋪滿腹部，在天窗射入的陽光下灸曬，用治冷疾。

著録及傳承

該書未見清代及民國書志記載。《中國中醫古籍總目》〔一〕首次著録（書序號〇二二七五），但將《灸闕元譜》與《日熨灸法》分作兩書著録，作者均爲『王耕心（茂才）撰』，成書年附繫於一七八四年。按《日熨灸法》只有一葉，乃《灸闕元譜》書後附篇，不當獨立成書。作者也無『茂才』之字。該書中載光緒壬寅年事，且『弦』字缺末筆，故此書當成書於清末，亦爲清末抄本。該書有『金華朱顔珍藏』印，則此本當爲原中醫研究院朱顔研究員舊藏。

〔一〕 薛清録主編：《中國中醫古籍總目》，上海：上海辭書出版社，二〇〇七年，第一七八頁。

143129

張洵手書二十九歲

灸關元譜

灸關元譜

正定王耕心著

上篇

扁鵲心書扶陽篇曰道家以消盡陰翳煉就純陽乃得轉凡成聖霞舉飛昇故云陽精若壯千年壽陰氣如强必斃傷又云陰氣未消終是死陽精若在必長生故為醫者當知以保扶陽氣為本人至晚年陽氣衰故手足不煖下元虛憊動作艱難盖人有一息氣在則不死氣者陽所生也故陽氣盡必死人於無病時常灸關元氣海命關中脘更服保元丹保命延壽丹雖未得長生亦可保百餘年上壽矣

又任世篇曰紹興中劉武軍有步卒王超者本太原人後入重湖為盜嘗遇異人授以黄白住世之法年至九十精彩腴潤房室不倦後被擒臨刑監官問曰汝有異術信乎曰無也惟火力耳每夏秋之交即灼關元千炷久久不畏寒暑累日不飢至今臍下一塊如火之煖豈不聞土成甎木成炭千年不朽皆火之力也死後刑官令剖其腹之煖處得一塊非肉非骨凝然如石即艾火之效也故素問云年四十陽氣衰而起居乏五十體重耳目不聰明矣六十陽氣大衰陰痿九竅不利上實下虛涕泣皆出矣夫人之真元

乃一身之主宰真氣壯則人强真氣虚則人病真氣
脱則人死保命之法灼艾弟一丹藥弟二附子弟三
人至三十可三年一灸臍下三百壯五十可二年一
灸臍下三百壯六十可一年一灸臍下三百壯令人
長生不老余五十時常灸關元五百壯即服保命丹
延壽丹漸至身體輕健羡進飲食六十三時因憂怒
忽見死脉於左手寸部十九動而一止乃灸關元命
門各五百壯五十日後死脉不復見矣每年常如此
灸遂得老年康健乃為歌曰一年辛苦惟三百灸取
關元功力多健體輕身無病患彭籛壽算更如何

又大病宜灸篇曰醫之治病用灸如作飯需薪今人不能治大病良由不知鍼灸故也世有百餘種大病不用灸艾丹藥何能救得性命刼得病回如傷寒疽瘡勞瘵中風腫脹泄瀉久痢喉痺小兒急慢驚風痘疹黑陷等證苟能早灸自然陽氣不絕性命堅牢若灸遲真氣已脫雖灸亦無用矣又世俗用灸不過三五十壯殊不知去小疾則愈駐命根則難故銅人鍼灸圖經曰凡大病宜灸臍下五百壯補接真氣即此法也若去風邪四肢小疾不過三五七壯而已或曰人皮肉最嫩五百壯之多豈不焦枯皮肉乎曰否已

死之人灸二三十壯其肉便焦無血榮養故也若真
氣未脫之人自然氣血流行榮衛環繞雖灸千壯何
焦爛之有故治病必先別其死生如真氣已脫雖灸
亦無用矣惟是膏粱之人不能忍耐痛楚當服睡聖
散即昏不知痛其睡聖散余自用灸膝神效放心服
之斷不誤人
又五等虛實篇曰凡看病要審元氣虛實實者不藥
自愈虛者即當服藥灸關元穴以固性命若用溫平
之藥亦難取效致淹延時日漸成大病虛病多般大
畧分為五種有平氣微虛甚虛將脫已脫之別平氣

者邪氣與元氣相等正可敵邪止以温平藥調理緩
緩而愈是也微虚者邪氣旺正氣不能敵之須服辛
温散邪之藥以補助元氣使邪氣易伏是也甚虚者
元氣大衰且成大病須用辛熱之藥厚味之劑大助
元陽不暇攻病也經云形不足者温之以氣精不足
者補之以味是也將脱者元氣將脱也尚有絲毫元
氣未盡惟六脈尚有些小胃氣命若懸絲生死立待
此際非尋常藥餌所能救須灸氣海丹田關元各三
百壯固其脾腎以脾為五藏之母腎為一身之根故
傷寒必診太谿沖陽二脈者即脾腎根本之脈也此

脈若存則人不即死故尚可灸内服保元等丹或可
保其性命若已脫則真氣已離脈無胃氣雖灸千壯
亦無用矣
又灸法篇曰凡灸大人艾炷須如蓮子底濶三分灸
二十壯後却減一分務要緊實若灸四肢及小兒艾
炷如蒼耳子大灸頭面艾炷如麥粒子大其灰以鵝
毛埽去不可口吹又曰如癲狂人不肯灸及膏粱人
畏痛者先服睡聖散然後灸之一服止可灸五十壯
醒後再服再灸
宋稗類鈔曰豐城李仲武嘗言丹徒令以捕盜徙官

令初尉臨海得盜魁年八十筋力絶人盛寒卧地飲氷了不畏人皆妖妄疑之旣就捕令訊無他自言年三十許時有道人告云凡物經火乃能壽土赴水即潰為瓦礫乃至千年木仆地即朽炭之埋沒更堅緻人之灼艾猶是也用其語歲灸丹田百炷行之盖四十餘年矣盜旣坐棄市令密使人抉其腹視之有白膜總於臍臍若芙蕖狀披之凡數十重豈一歲一膜耶

耕心曰純陽為僊純陰為鬼人兼陰陽二氣居僊鬼之間必扶陽抑陰然後能上達僊道下違鬼趣故人

之為體陽盛則壯陽衰則病陽敗則死此如天包地
外夫為妻綱乃天地陰陽自然之理不待智者而後
知也余昔嘗受內丹真訣於江都梁先生先生為剖
析性命及天地陰陽之義甚精故得具通其說內丹
之學雖以性功為全體而命功中之扶陽抑陰亦其
第一要義古昔醫家養生家亦莫不知此無疑義也
下逮有元朱震亨始創為陽常有餘陰常不足之邪
說後世醫家遂有陰虛火旺補陰泄陽諸法不知朱
氏所謂精血難生必待成丁而後足者正由童子時
陽氣萌芽不能遽充必待十六七年而後足陽氣寖

充則陰精亦隨之而長其陰精之消長皆視陽氣為進退則陽氣實為陰精之主猶天包地、外而天氣實徧縕地中夫為妻綱而夫之義必兼庇妻子朱氏不解此義乃倒寘陰陽遽淆其賓、主重輕之位迄今安庸猶祖述其說至死不變內傷諸病往往以補陰剝陽殀人性命亦可哀已吾鄉先哲竇氏嘗箸扁鵲心書其說專在扶陽抑陰樹義至確且謂艾灸關元為保命延年第一法北方鍼灸家頗有通其說者而其術卒未大顯則以畏難茍安者多也昔余省先從父五橋公於武定遇濰縣丁處士次芸其說推闡竇氏之義殆無遺縕且言嘗病寒疝繞臍痛服薑附諸藥莫知紀極卒無一效後以瀕危依心書之法炙關元至二百餘壯所苦頓瘳今且彌老彌健矣余年四十餘亦嘗患欬嗽上氣久不已恐成勞瘵亦依竇氏法炙關元三百壯所苦亦止及光緒壬寅春夏之交復以漸患脾泄春秋雨季凡炙關元至千餘壯後復佐以他藥所患乃瘳然當泄瀉時每日至十餘行閱七十晝夜未嘗臥牀猶能接待賓客周旋人事未嘗暫廢由今思之蓋亦以先炙多壯眞元遽得補益所致不然決不能强力撐拄如此則此法裨補元氣之功

亦偉矣今余以年力寖衰發願此後每年必灸關元千壯為養生家導厥先路因次灸關元諸法為譜一卷以示初學先具列心書諸說為主次援宋稗類鈔頤養篇以證成其任世之說次編録孫真人千金翼方及鍼灸大成諸篇以為心書羽翼條分件系證據儼然庶幾灸關元一法無復佚説矣余年力已衰此後雖依法常灸已不免失時之悔若孱弱後生果依此法行之其效必不可誣惟不可為畏難苟安毫無丈夫氣者道耳烏呼至德要道奇文祕術皆在目前祇以後世識見愈卑故成就愈少焉爾聖賢僊佛且

去人不遠況區區養生家之一得哉竇氏名材有宋
河北真定人今為直隸正定府正定縣
又曰心書任世篇與宋穉類鈔頤養篇所記同屬一
事而心書述王超事作歲灸關元千炷宋穉則作歲
灸丹田百炷宋穉之文乃小說家之傳聞異辭不足
據養生家惟當依心書所記以歲灸關元千壯為正
以丹田主治非關元一穴可比且百壯灸數亦不足
稗益真元也余及丁處士皆以灸至多壯甫能獲效
卽前年灸至千餘壯僅有止泄之益亦未見有大盛
之象則宋穉之決不足信審矣

又曰心書論扶陽謂人於無病時當歲灸關元氣海
命關中脘四穴兼服丹藥乃可保百年上壽其說誠
是然灸關元一法足兼諸穴而諸穴不足兼灸關元
之一法以下焦眞元果盛必能兼益中上之脾胃若
惟補脾胃決不能蔭及下焦之眞元觀本書任世篇
及宋稗頤養篇則得失具見無俟博辯也若服食丹
藥亦當視其人之體氣所宜不可槪論今所譜惟在
推闡任世一法專以歲灸關元爲主關元一穴所治
各證亦遂徧考諸籍兼收并蓄以備醫家之采覽且
可爲任世歲灸一法之旁證故無取徧徵諸穴轉涉

淩襍如有志之士因此發願究心鍼灸則鍼灸諸籍及師法具在固非一隅之說所能限也

又曰唐以前服食之藥皆每日三服俾藥氣相接以收補益之效即治療之劑亦然金元後醫學漸衰因方無定效遂全失古法灸闕元舊方亦云歲灸千壯本無曠隔數年之說今心書乃云三十以後可三年一灸臍下三百壯云云非古法所有亦不足從蓋陽盛之人本不必遽議灸法如陽衰當灸之人惟當視服藥及歲灸之例每年量灸若干壯以知為度庶不為新說所拘俾真元續長乃無以曠灸遽衰之弊此

雖拾遺補闕之説亦足為竇氏進一解矣又黄帝灸法及竇氏所謂臍下皆指關元一穴而言學人不可誤會也

又曰心書内已有後世增益之文錢塘王琦所論是已若所傳艾灸丹藥及扶陽諸法則允為竇氏之原文學者不得因附會之辭轉滋疑議今余别引宋稗之文以證成其説正是此意然此亦為不知艾灸者言之如能誠知艾灸之益固不必為然此等日中之炬也

又曰真元之氣潛伏下焦如草木之有根柢而四肢

百骸其枝葉也真元之象如三春少陽之氣健而不
燥溫而不熱故能為一身之主宰關元一穴遠在臍
下三寸為下焦真元之門戶茍得艾灸為補益則直
入本經惟獲補益之福決無偏詖之咎非藥石所能
並論也唐宋後補益之方藥多至不可勝紀而藥必
由口以入下焦嘗見上實下虛之人惟知以方藥為
補益每至下焦未覩其益而上中兩焦已顯受其害
此艾灸一法直入下焦本經所以必為補益真元之
要術也蓋下有真寒者未必上無僞熱下有虛病者
未必上無實證如痰飲溼熱痞塊諸病尤足為隔越

下焦藥品之害以藥之由上抵下必恃中焦爲之轉
輸中焦既有捍格則藥雖中病已多流弊斷不能如
艾灸直入下焦之有利無弊也其義如此養生諸家
及深明陰陽消長之理者可以寤矣
又曰關元穴在臍下三寸見千金翼方三寸謂同身
寸也同身寸以本人手掌中指中節爲一寸男用左
手女用右手孫真人謂中指三節爲三寸今以中節
較之寸數亦同其量法當自臍中量下乃得本穴若
自臍邊量起即不準
又曰灸艾正法惟置艾壯於穴上燒之無别墊薑片

蒜片之説若依今世薑蒜墊法雖灸千壯其力亦不及百壯矣艾壯當揉至極熟曝至極乾其式當上尖下平平置穴上如恐傾側不妨以少蜜黏之亦古法也

下篇

婦人胞門閉塞絶子灸關元三十壯報之

關元主婦人斷緒産道冷鍼入八分留三呼瀉五吸灸亦佳但不及鍼日灸一百止

治癥癖先灸諸穴又灸關元五十壯

久痢百治不瘥先灸他穴又灸關元三百壯十日灸

幷治冷痢腹痛

治奔豘上氣先灸章門等穴又灸關元五十壯亦可百壯

臍下結痛流入陰中發作無時此冷氣也灸關元百壯又灸天井百壯

吐痢不禁灸他穴又灸臍下三寸各六七十壯

霍亂上下吐瀉灸臍下十四壯又灸關元三七壯

消渴灸諸穴又灸關元一處俠兩旁各二寸二處

氣淋灸關元五十壯

石淋臍下三十六種疾不小便灸關元三十壯

諸癲灸諸穴又灸關元百壯

凡灸法先發於上後發於下先發於陽後發於陰凡

鍼刺大法在午時後不欲午時前以上十三節皆見

千金翼方

黃帝灸法

男婦虛勞灸臍下三百壯

男婦水腫灸臍下三百壯

陰疽骨蝕灸臍下三百壯

肺傷寒灸臍下三百壯

纏喉風灸臍下三百壯

老人二便不禁灸臍下三百壯

老人氣喘灸臍下三百壯

暑月腹痛灸臍下三十壯

鬼邪著人灸巨闕五十壯臍下三百壯

婦人臍下或下部出膿水灸臍下三百壯

婦人半產久則成虛勞水腫急灸臍下三百壯

死脈及惡脈見急灸臍下五百壯

婦人產後腹脹水腫灸命關百壯臍下三百壯

腎虛面黑色灸臍下五百壯

婦人產後熱不退漸成勞瘵急灸臍下三百壯

扁鵲灸法

兩目𥆧𥆧不能視遠及腰膝沈重行步乏力此證須灸中脘臍下待灸瘡發過再灸足三里穴以出熱氣自愈

竇材灸法

一中風半身不遂語言謇澁乃腎氣虛損也灸關元五百壯

一傷寒少陰證六脈緩大昏睡自語身重如山或生黑黶噫氣吐痰腹脹足指冷過節急灸關元三百壯可保

一傷寒太陰證身涼足冷過節六脈弦緊發黄紫班多吐涎沫發燥熱噫氣急灸關元命關各三百壯傷寒惟此二證害人甚速仲景惟以舌乾口燥為少陰腹滿自利為太陰餘皆歸入陽證係中故致害人然此二證若不早灸關元以救腎氣灸命關以固脾氣則難保性命蓋脾腎為人一身之根柢不可不早圖也

一腦疽發背諸般疔瘡惡毒須灸關元三百壯以保腎氣

一虚勞欬嗽潮熱咯血吐血六脈弦緊此乃腎氣損

而欲脫也急灸關元三百壯內服保元丹可保性命

若服知蘗歸地者立死蓋苦寒重損其陽也

一水腫膨脹小便不通氣喘不臥此乃脾氣大損也

急灸命關二百壯以救脾氣再灸關元三百壯以扶

腎水自運消矣

一脾泄注下乃脾腎氣損二三日能損人性命亦灸

命關關元各二百壯

一休息痢下五色膿者乃脾氣損也半月間則損人

性命亦灸命關關元各三百壯

一霍亂吐瀉乃令物傷胃灸中脘五十壯若四肢厥

冷六脈微細者其陽欲脱也急灸關元三百壯
一黄癉眼目及徧身皆黄小便赤色乃冷物傷脾所
致灸左命關一百壯忌服涼藥若兼黑癉乃房勞傷
腎再灸命關三百壯
一兩脇連心痛乃恚怒傷肝脾腎三經灸左命關二
百壯關元三百壯
一久嗽不已灸肺俞二穴各五十壯即止若傷寒後
或中年久嗽不止恐成虚勞當灸關元三百壯
一中風病方書灸百會肩井曲池三里等穴多不效
此非黄帝正法灸關元五百壯百發百中

一中風失音乃肺腎氣損金水不生灸關元五百壯

一小便下血乃房事勞損腎氣灸關元二百壯

一砂石淋諸藥不效乃腎家虛火所凝也灸關元三百壯

一上消病日飲水三五升乃心肺壅熱又食冷物傷肺腎之氣灸關元一百壯可以免死或春灸氣海秋灸關元三百壯口生津液

一中消病多食而四肢羸瘦困倦無力乃脾胃腎虛也當灸關元五百壯

一腰足不仁行步少力乃房勞損腎以致骨痿急灸

關元五百壯
一脾病致黑色痿黃飲食少進灸左命關五十壯或
薫黧色乃損腎也再灸關元二百壯
一耳輪焦枯面色漸黑乃腎勞也灸關元五百壯
一中年以上之人口乾舌燥乃腎水不生津液也灸
關元三百壯若誤服涼藥必傷脾胃而死
一中年以上之人腰腿骨節作疼乃腎氣虛憊也風
邪所乘之證灸關元三百壯若服辛温除風之藥則
腎水愈涸難救
一腿骺間發赤腫乃腎氣風邪著骨恐生附骨疽灸

關元二百壯
一老人氣喘乃腎虛氣不歸海灸關元二百壯
一老人大便不禁乃脾腎氣衰灸左命關關元各二百壯
一兩眼昏黑欲成内障乃脾腎氣虛所致灸關元三百壯
一破傷風牙關緊急項背强直灸關元穴百壯
傷寒六脉緊大或弦細不呻吟多睡耳聾足指冷肢節痛發黄身生赤黑靨時發噫氣皆陰也灸關元三百壯服金液丹薑附湯過十日半月出汗而愈若不

早灸反與涼藥者死若吐逆而心下痞灸中脘五十壯若微微發顫者欲作汗服薑附湯而愈若少年壯實之人傷寒至五六日發狂踰垣上屋胃中有積熱也服大通散輕者知母散亦愈
傷寒少陰見證少陰君火内屬於腎其脈弦大外證肢節不痛不呻吟但好睡足指冷耳聾口乾多痰唾身生赤黑靨時發噫氣身重如山煩躁不止急灸關元三百壯内服保元丹薑附湯過十日汗出而愈若作陽證誤服涼藥以致發昏譫語循衣摸牀吐血脈細乃真氣虛腎水欲涸也仲景反曰急下之以救腎

水此誤也真氣既虛反用涼藥以攻其裏是促其死也急灸關元三百壯可保無虞

傷寒陰毒或腎虛人或房事後或胃發冷氣即腹痛煩躁甚者囊縮昏悶而死急灸關元一百壯內服薑附湯保元丹可救一二若遲則氣脫雖灸亦無益矣

凡傷寒譫語屬少陰仲景屬陽明誤也陽明內熱必發狂今止譫語故為少陰急灸關元三百壯若灸後仍不止者死

傷寒鼻衄不過一二盞者氣欲和也不汗而愈若衄至升斗者乃真氣脫也鍼關元入三寸留二十呼血

立止再灸關元二百壯服金液丹不然恐成虚勞中
滿
肺傷寒一證方書多不載誤人甚多與少陰證同但
不出汗而愈每發於正二臘月間亦頭疼肢節痛發
熱惡寒欬嗽脈緊與傷寒畧同但多欬嗽耳不宜汗
服薑附湯三日而愈若素虚之人邪氣深入則昏睡
譫語足指冷脈浮緊乃死證也急灸關元三百壯可
生不灸必死服涼藥亦死盖非藥可療也
疽瘡有腰疽背疽腦疽腿疽雖因處以立名而其根
則同方書多用苦寒敗毒之藥多致剝削元氣變為

陰疽侵肌蝕骨潰爛而亡不知内經云脾腎氣虛寒氣客於經絡血氣不通箸而成疾若真氣不甚虛邪氣不得内陷則成癰盖癰者壅也血氣壅滯故大而高起屬陽易治若真氣虛甚則毒邪内攻附貼筋骨則成疽盖疽者阻也邪氣深而内爛阻人筋骨屬陰難治其始發也必憎寒壯熱急服救生湯五錢再服全好甚者即於痛處灸三五壯如痛者屬陽易治若不痛乃疽瘡也急服保元丹以固腎氣若用凉轉藥則陽變為陰或不進飲食而死急灸關元可生

喉痹病由肺腎氣虛風寒客之令人頭頷粗腫咽喉

閉塞湯藥不下死在須臾者急灌黃藥子散吐出惡
涎而愈此病輕者治肺服薑附湯灸天突穴五十壯
亦好重者服鍾乳粉灸關元穴亦服薑附湯
虛勞病由七情六慾損傷脾腎早尚易治遲則難愈
必用火灸方得回生若用温平藥及黃耆建中鼈甲
飲之類皆無益於病反傷元氣其證始則困倦少食
額上時時汗出或自盗汗口乾欬嗽四肢常冷漸至
欬吐鮮血或咯血多痰蓋腎脈上貫肝膈入肺中腎
既虛損不能上榮於肺故有是病治法當同陰證治
之先於關元灸二百壯以固腎氣後服保命延壽丹

或鍾乳粉服三五兩其病減半一月全安若服知蘖
地黃當歸之屬重傷脾腎是促其死也切忌房事然
此病須早矣遲則無益丹藥亦不受矣服之反發熱
煩乃真脫故也若童男女得此病乃胎秉怯弱宜終
身在家若出嫁犯房事再發必死
中風病皆因七情六慾所傷真氣虛為風邪所乘客
於五藏之俞則為中風偏枯等證若中脾胃之俞則
右手足不用中心肝之俞則左手足不用大抵能任
用但少力麻痺者為輕能舉而不能用者稍輕全不
能舉動者最重邪氣入藏則廢九竅甚者猝中而死

入府則壞四肢或有可愈者治法先灸關元五百壯五日便安次服保元丹一二斤以壯元氣再服八仙丹八風湯則終身不發若不灸臍下不服丹藥雖愈不過三五年再作必死然此證最忌汗吐下損其元氣必死大凡風脈浮而遲緩者生急疾者重一息八九至者死

破傷風凡瘡口或金刃破處宜先貼膏藥以禦風不然致風氣入內則成破傷風此證最急須早治遲則不救若初得此時風客太陽經令人牙關緊急四肢反張項背強直急服金華散連進二三服汗出即愈

若救遲則危篤額上自汗速灸關元三百壯可保若
真氣脫雖灸無用矣

膨脹病源與水腫同皆因脾氣虛衰而致或因他病攻損胃氣致難運化而腫大如鼓也病本易治皆由方書多用利藥病人又喜於速效以致輕者變重重者變危甚至害人黃帝正法先灸命關百壯固住脾氣灸至五十壯便覺小便長氣下降再灸關元三百壯以保腎氣五日内便安服金液丹草神丹減後止許喫白粥或羊肉汁泡蒸餅食之瘥後常服全真丹來復丹凡臌脹脈弦緊易治沈細難痊

内傷病由飲食失節損其脾氣輕則頭暈發熱四肢無力不思飲食脈沈而緊服來復全右六及平胃散重者六脈浮緊頭痛發熱吐逆心下痞服蓽澄茄散來復全真而愈若被庸醫轉下涼藥重損脾氣變生他病成虛勞臌脹泄瀉等證急灸中脘五十壯關元百壯可保全生若服涼藥速死

霍亂由於外感風寒内傷生冷致陰陽交錯變成吐瀉初起服珍珠散二錢即愈或金液丹百粒亦愈如寒氣入腹搏於筋脈致筋抽轉即以瓦片燒熱紙裹烙筋轉處立愈若吐瀉後胃氣大損六脈沈細四肢

厥冷乃真陽欲脫灸中脘五十壯關元三百壯六脈
復生不灸則死

傷脾發潮熱病因飲食失節損及脾胃致元氣虛脫
令頭昏脚弱四肢倦怠心下痞悶午後發熱乃元氣
下入陰分也服全真丹華澄茄散三月而愈若服滋
陰降火涼藥其病轉甚若俗醫用下藥致病危篤六
脈沈細灸中脘五十壯關元一百壯可保遲則脾氣
衰脫而死

消渴病由心肺氣虛多食生冷冰脫時氣或色慾過
度重傷於腎致津不得上榮而成消渴蓋腎脈貫咽

喉係舌本若腎水枯涸不能上榮於口令人多飲而
小便反少方書作熱治之損其腎元誤人甚多正法
春灸氣海三百壯秋灸關元二百壯日服延壽丹十
丸二月之後腎氣復生若服降火藥暫時有效日久
肺氣漸損腎氣漸衰變成虛勞而死矣此證大忌酒
色生冷鞕物若脾氣有餘腎氣不足則成消中病脾
實有火故善食而消腎氣不足故下部少力或小便
如疳孫思邈作三焦積熱而用涼藥損人不少蓋脾
雖有熱而涼藥瀉之熱未去而脾先傷敗正法先灸
關元二百壯服金液丹一斤而愈

着惱病方書多不載人莫能辨或先富後貧先貴後賤及暴憂暴怒皆傷人五藏多思則傷脾多憂則傷肺多怒則傷肝多欲則傷心至於憂時加食則傷胃方書雖載内因不立方法後人遇此皆如虚證治之損人性命其證若傷肝脾則泄瀉不止傷胃則昏不省人事傷腎則成勞瘵傷肝則失血筋攣傷肺則咯血吐痰傷心則顛冒當先服薑附湯以散邪後服金液丹以保脾胃再詳其證而灸之若脾虚灸中府穴各二百壯腎虚灸關元穴三百壯二經若實自然不死後服延壽丹或多服金液丹而愈凉藥服多重損

元氣則死

氣脫病因少年酒色太過脾腎氣虛忽然脫氣而死急灸關元五百壯服霹靂湯薑附湯金液丹久久而愈此證須早治遲則元氣亦脫灸亦無及矣

死脉見由少年七情六慾所損致晚年真氣虛衰死脉見於兩手或十動一止或二十動一止皆不出三年而死又若屋漏雀啄之類皆是死脉灸關元五百壯服延壽丹保元丹六十日後死脉方隱此僊師不傳之妙法也

老年腎氣衰又兼風寒客之腰髖髀作痛醫作風痺

走痛治用宣風散趁痛丸重竭真元誤人甚多正法
服薑附湯散寒邪或全真丹灸關元百壯則腎自堅
牢永不作痛須服金液丹以壯元陽至老年不發
中風人氣虛中滿由脾腎虛憊不能運化故心腹脹
滿又氣不足故行動則胸高而喘切不可服利氣及
通快藥令人氣愈虛傳為脾病不可救矣宜金液丹
全真丹一月方愈重者灸命關關元二百壯
老人兩脇痛由胃氣虛積而不通故脇下脹悶切不
可認為肝氣服削肝寒涼之藥以速其斃服草神金
液十日重者灸左食竇穴一灸便有下氣而愈再灸

關元百壯更佳
神疑病者人至中年天數自然虛衰或加妄想憂思
或為功名失志以致心血大耗癡醉不治漸致精氣
耗盡而死當灸關元穴三百壯服延壽丹一斤此證
尋常藥餌皆不能治惟灸艾及丹藥可保無虞
脚氣病由下元虛損又久立溼地致寒溼之氣客於
經脈則雙足腫痛行步少力又暑月冷水濯足亦成
乾脚氣發則連足心腿胻腫痛如火烙或發熱惡寒
治法灸湧泉穴則永去病根若不灸多服金液丹亦
好平常藥暫時有效不能全除其不能行步者灸關

元五十壯大忌涼藥泄傷腎氣變爲中滿腹脹而死

久患脚氣人溼氣上攻連兩脇腰腹肩臂拘攣疼痛

乃腎經溼盛也服宣風丸五十粒微下而愈然審果

有是證者可服若虛人斷不可輕用

足瘻病者凡腰以下腎氣主之腎虛則下部無力筋

骨不用可服金液丹再灸關元穴則腎氣復長自然

能行動矣若腎氣虛脫雖灸無益

溺血病由膏粱人火熱內積又多房勞真水旣涸致

陰血不靜流入膀胱從小便而出可服延壽丹甚者

灸關元若少壯人只作火熱治之總在因病制宜

淋證由房事太過腎氣不足致包絡凝滯不能通行
水道則成淋也服檳榔湯鹿茸丸而愈若包絡閉澀
則精結成砂子從莖中出痛不可忍可服保命丹甚
者灸關元
陰莖出膿病由酒色過度真氣虛耗故血化為膿令
人漸漸羸瘦六脈沈細當每日服金液丹霹靂湯外
敷百花散五六日腹中微痛大便滑小便長忌房事
犯之復作若灸關元二百壯則病根去矣
腸痔病由酒肉飲食太過致經脈解而不收故腸裂
而為痔服金液丹可愈外用鼠婦蟲十枚研爛攤紙

上貼之少刻痛止若老人患此須灸關元二百壯不然腎氣虛毒氣下注則難用藥也

欬嗽病多清涕者肺感風寒也華蓋散主之若外感風寒內傷生冷令人胸膈作痞欬而嘔吐五膈散主之欬嗽煩躁者屬腎石膏丸主之大凡欬嗽者忌服涼藥犯之必變他證忌房事恐致虛勞久嗽而額上汗出或四肢有時微冷間發熱困倦者乃勞欬也急灸關元三百壯服金液丹保命丹薑附湯須早治之遲則難救

失血病凡色慾過度或食冷物太過損傷脾肺之氣

故令人咯血食前服鍾乳粉金液丹食後服阿膠散而愈若老年多酒色損傷脾氣則令人吐血損傷腎氣則令人瀉血不早治多死當灸關元三百壯服薑附湯金液丹自愈傷肺氣則血從鼻出名曰肺衄乃上焦熱氣上攻也服金液丹或口含冷水以鬱金末調塗項後及鼻柱上凡肺衄不過數杯如出至升斗者腦衄也由真氣虚而血妄行急鍼關元三寸留二十呼立止再灸關元二百壯服金液丹草神丹可保

保

脾勞病因飲食失節或吐瀉服涼藥致脾氣受傷令

人面黄肌瘦四肢困倦不思飲食久則肌肉瘦盡骨
立而死急灸命關二百壯服草神金液甚者必灸關
元
腎勞病凡人以脾為母以腎為根若房事酒色太過
則成腎勞令人面黑耳焦筋骨無力灸關元三百壯
服金液丹可生遲則不治
夢泄病凡人夢交而不泄者心腎氣實也夢而即泄
者心腎氣虛也此病生於心腎非藥可治當用紙撚
長八寸每夜緊繫腎囊天明解之自然不泄若腎氣
虛脫寒精自出者灸關元六百壯而愈若人一見女

子精即泄者乃心腎大虛也服大丹五兩甚者灸巨
門五十壯
手顫病四肢爲諸陽之本陽氣盛則四肢實實則四
體輕便如手足顫搖不能持物者乃真元虛損也常
服金液丹薑附湯自愈若灸關元三百壯則病根永
去矣
老人口乾氣喘病老人脾虛則氣逆沖上逼肺令人
動作便喘切不可用削氣苦寒之藥重傷其脾致成
單腹脹之證可服草神丹金液丹薑附湯而愈甚者
灸關元穴腎脈貫肺繫舌本主運行津液上輸於肺

若腎氣一虛則不上榮故口常乾燥若不早治死無
日矣當灸關元五百壯服延壽丹半斤而愈
小兒吐瀉因傷食者用珍珠散因胃寒者用薑附湯
吐瀉脈沈細手足冷者灸臍下一百五十壯慢驚吐
瀉灸中脘五十壯
小兒牙疳病胃脈絡齒榮牙牀胃熱則牙縫出血犀
角化毒丸主之腎虛則牙齒動搖胃虛則牙牀潰爛
急服救生丹若齒齦黑急灸關元五十壯
鍾乳粉治勞欬咯血老人上氣不得卧或膈氣腹脹
久欬不止及喉風喉腫兩目昏障童男女骨蒸勞熱

小兒驚風胎前產後發昏不省人事一切虛勞能先
於臍下灸三百壯後服此藥見效如神蓋虛勞乃腎
氣欲脫不能上榮於肺此藥乃潤肺生水之劑因後
世邪說盛行致此藥日湮或謂多服發渴淋此言甚
謬家大人服此三十年未嘗有此疾也服此藥須忌
人參白术二味
八風湯治中風半身不遂言語謇澁口眼喎斜先灸
臍下三百壯後服此藥永不再發若不加灸三年後
仍發也
換骨丹治中風半身不遂言語謇澁失音中風者先

灸臍下三百壯服金液丹一斤再服此藥

定風散治破傷風及洗頭牙槽等風牙關緊急項背强直角弓反張若一二日者服此可治五七日者難治須灸臍下三百壯

睡聖散方

人難忍艾火灸痛服此即昏睡不知痛亦不傷人

山茄花八月收　火麻花七月收

收此二花時必須端莊閉口齊手足採之若二人去或笑或言語者服後亦即笑即言語矣採後共為末每服三錢小兒只一錢茶酒任下一服後即昏睡可

灸五十壯醒後再服再灸錢塘胡鈺附記曰山茄子今謂之風茄兒其花亦謂之曼陀羅花火麻即大麻今圃地所植之黄麻乃是此種本草綱目云曼陀羅花生北土南人亦有栽者春生夏長獨莖直上高四五尺生不旁引緑莖碧葉葉如茄葉八月開白花凡六瓣狀如牽牛花而大攢花中折駢葉外包朝開夜合結實圓而有丁拐中有小子八月採花九月採實花實氣味俱辛温有毒主治諸風及寒溼脚氣驚癇脱肛等證相傳此花笑採浸酒飲令人笑舞採浸酒飲令人舞余嘗試之飲須半酣更令一人或笑或舞

引之乃驗又云七月採火麻子花八月採山茄子花
陰乾等分為末熱酒調服三錢少頃昏昏如醉割瘡
灸火不覺痛苦蓋古方也今外科所用麻藥即是此
散服之並無傷害以上自黃帝灸法起至此總八十
三節竝見扁鵲心書
關元在臍下三寸小腸之募足三陰任脈之會下紀
者關元也素注鍼一寸二分留七呼灸七壯又云鍼
二寸銅人鍼八分留三呼瀉五吸灸百壯止三百壯
明堂娠婦禁鍼若鍼而落胎胎多不出鍼外崑崙立
出主積冷虛乏臍下絞痛流入陰中發作無時冷氣

結塊痛寒氣入腹痛失精白濁溺血七疝風眩頭痛
轉脬門塞小便不通黄赤勞熱石淋五淋泄利奔豚
搶心臍下結血狀如覆杯婦人帶下月經不通絕嗣
不生胞門閉塞崩漏下血產後惡露不止
關元主諸虛積及虛老人泄瀉遺精白濁令人生子
鍼灸擇日春避甲乙夏避丙丁秋避庚辛冬避壬癸
四季避戊己又避尻神及逐日人神若急病尻神亦
不可避也以上三節皆見鍼灸大成耕心按灸關元
選日法亦視此避人神法惟忌十五日以十五日人
神在徧身也見今本時憲書

附日熨灸法

宋稗類鈔曰趙三翁者名進字從先中年縣白沙顛人受道要於孫思邈至宣和壬寅歲年一百八矣於技術無所不通能役使鬼神知未來事為人噓呵按摩疾痛立愈保義郎頓公孺苦冷疾二年至於骨立一日正灼艾而翁來悉令徹去時方盛暑俾就屋開三天窗放日光下射使頓仰臥掾艾徧鋪腹上約十數斤日光灸之移時熱透臍腹不可忍俄腹中如雷鳴下泄口鼻間皆濃艾氣乃止明日復為之如是一月疾良已仍令滿百二十日自是宿疴如洗壯健

似少年時翁曰此孫真人祕訣也世人但知灼艾而
不知點穴之不審虛受痛楚損耗氣力日者太陽真
火艾既徧腹且又徐徐照射入腹之功極大但五六
七月為上若秋冬日當以厚艾鋪腹蒙以棉衣熨斗
盛炭火慢熨之以聞濃艾氣為度亦其次也其說出
奇而中理皆類此

灸闕元語竟